全国名老中医药专家学术传承系列案例教材

总主编　许二平

跟国家级名老中医张磊做临床

主编　孙玉信

全国百佳图书出版单位

中国中医药出版社

·北京·

图书在版编目（CIP）数据

跟国家级名老中医张磊做临床 / 孙玉信主编 .
北京：中国中医药出版社 , 2024. 11. --（全国名老中医
药专家学术传承系列案例教材）.
ISBN 978-7-5132-8969-6

Ⅰ . R249.7

中国国家版本馆 CIP 数据核字第 2024ZY8968 号

中国中医药出版社出版

北京经济技术开发区科创十三街 31 号院二区 8 号楼
邮政编码　100176
传真　010-64405721
北京盛通印刷股份有限公司印刷
各地新华书店经销

开本 710 × 1000　1/16　印张 16　字数 243 千字
2024 年 11 月第 1 版　2024 年 11 月第 1 次印刷
书号　ISBN 978 – 7 – 5132 – 8969– 6

定价　68.00 元
网址　www.cptcm.com

服 务 热 线　010-64405510
购 书 热 线　010-89535836
维 权 打 假　010-64405753

微信服务号　zgzyycbs
微商城网址　https://kdt.im/LIdUGr
官 方 微 博　http://e.weibo.com/cptcm
天猫旗舰店网址　https://zgzyycbs.tmall.com

如有印装质量问题请与本社出版部联系（010-64405510）

全国名老中医药专家学术传承系列案例教材

《跟国家级名老中医张磊做临床》编委会

主　审　张　磊（河南中医药大学第三附属医院）

主　编　孙玉信（河南中医药大学第三附属医院）

副主编　高　青（河南中医药大学第三附属医院）

　　　　吴亚鹏（河南中医药大学第三附属医院）

编　委　（以姓氏笔画为序）

　　　　王　冠（巩义市人民医院）

　　　　李亚南（河南中医药大学）

　　　　罗天帮（郑州市金水区总医院）

　　　　周亚龙（郑州市中医院）

　　　　胡孝刚（河南中医药大学第三附属医院）

　　　　姜华清（河南省中医药研究院附属医院）

前 言

  中医学作为中华民族的瑰宝，源远流长，博大精深，具有独特完整的理论体系和卓越的诊疗效果，为维护我国人民健康和民族繁衍作出了卓越的贡献。名老中医学术经验是中医学宝库中的璀璨明珠，名老中医学术经验的传承与发展是提高我国卫生健康保障水平和发展中医学术的重要支撑。如何有效、完善地传承与发扬名老中医学术经验，是当前亟需解决的重要研究课题。

  河南是医圣张仲景的故乡，人杰地灵，名医荟萃。河南中医药大学创建于1958年，是全国建校较早的高等中医药院校之一，也是河南唯一的中医药高等院校。学校拥有一批以国医大师、全国名老中医等为代表的国家级名老中医，他们以精湛的医术和独特的诊疗经验在全国享有较高声誉，为我校宝贵的资源和财富。将名老中医药专家宝贵的学术经验作为教学素材，采用全新的教学方法，将其纳入教学计划并有效实施，对于深化教学改革、促进中医药学术的传承与创新具有十分重要的学术价值和现实意义。

  随着教育教学改革的不断深化和新的国际化教育理念的引入，我国高等教育在教学内容、教学方法和教学手段等方面的改革不断创新。为进一步深化教学改革，突出办学特色，依托我校特有的资源和优势，我们组织编写了"全国名老中医药专家学术传承系列案例教材"，并在人才培养方案中设置"名老中医学术经验传承课程模块"，构建了"基于名老中医学术经验传承的案例式教学体系"。在教学实施过程中，采取以问题为中心的案例式教学方法，实现教学内容和教学方法的有效契合，达到跟名医做临床的良好效果，使名老中医学术思想和临床经验得到有效传承。

在本系列教材编写过程中，所有参编的老师们付出了大量的心血和汗水，在此表示感谢！限于编者的能力与水平，本套教材难免存在不足之处，敬请同行专家提出宝贵意见，以便再版时进一步修订完善。

全国名老中医药专家学术传承系列案例教材编审委员会

2021 年 3 月

编写说明

张磊，主任医师，教授，第三届国医大师，第二批全国老中医药专家学术经验继承工作指导老师。全国中医药杰出贡献奖、中华中医药学会中医学传承特别贡献奖、河南中医药事业终身成就奖获得者。2017"感动中原"年度教育人物、2017"感动中原"十大年度人物、影响河南突出贡献人物、"中国好医生"2019年月度人物。

张磊教授长期致力于教学与临床工作，治学严谨，博采众长，汲取《黄帝内经》《难经》之精华，深领《伤寒论》《金匮要略》之奥旨。他遵《黄帝内经》"谨守病机，各司其属，有者求之，无者求之，盛者责之，虚者责之，必先五胜，疏其血气，令其调达，而致和平"之旨，在临证中对"异病同因""异因同病""复症多因"的复杂病证，明辨求本，洞悉症结，求其所主，或攻补兼施，或温凉同进，或标本先后，或主次逆从。有常有变，知常达变，有缓有急，层次井然，皆可法可从。创立独具特色的临证八法——疏利法、涤浊法、轻清法、灵动法、运通法、燮理法、达郁法、固元法，丰富和发展了中医学辨证论治理论体系。此外，张磊教授常说，治病用药要如盘中走珠，圆机活法，因为疾病是动态的，若药不随病变而变，难免有"胶柱鼓瑟"之嫌。在"八法"之外，他还总结了治疗内科杂病的"以常治杂""以奇治杂""以杂治杂""以简治杂""以守治杂""以变治杂"等诸多方法。

本案例教材以"张磊国医大师传承工作室"为依托，对张磊国医大师主要学术思想和临证典型医案进行收集、归纳和整理。在编写体例上，以张磊国医大师学术思想为主线，以典型案例为主题，以问题为中心进行编撰，力求概念明确、重点突出、思路清晰、简明准确、深入浅出、启迪思考，着力于中医思维能力的培养，以实现张磊国医大师学术思想和临床经验的有效传承。

本教材分为张磊学术思想和跟师临证两部分。其中学术思想部分重点介绍张磊国医大师学术思想的整体特点及其对疾病诊疗的思路与方法；跟师临证分为肺系病证、心系病证、脾胃系病证、肝胆系病证、肾系病证、气血津液病证、妇科疾病及疑难杂症，每个医案均按照诊疗的时间、次序、过程进行叙述，并在诊疗过程中提出相关问题以启迪学生思考，最后针对相应问题进行解析。本教材的特色之处在于将张磊国医大师的学术思想贯穿每个医案的诊疗过程中，充分体现了以问题为中心的教育理念，目的是学生通过学习，有效掌握张磊国医大师临证辨治的思路和方法，达到跟名老中医做临床的良好效果，为今后从事临床打下良好的基础；同时亦为临床医师提高业务水平提供一部良好的参考素材。

由于时间仓促及编者水平所限，不足之处在所难免，敬请专家、同道提出宝贵意见，以便再版时修订提高。

《跟国家级名老中医张磊做临床》编委会

2024 年 5 月

张磊简介

张磊，男，河南固始县人，中共党员，河南中医药大学终身教授，河南中医药大学第三附属医院主任医师，第三届国医大师，第二批全国老中医药专家学术经验继承工作指导老师。

张磊教授幼读私塾，古文功底深厚，后拜师习医，1952年9月参加工作，1958年考入河南中医学院（今河南中医药大学），1964年毕业并留校任教，历任内经教研室主任，教务处副处长、处长，河南省卫生厅副厅长。曾任河南省中医学会会长，河南省中药学会会长，河南省中药新药评审委员会委员，《中国卫生事业管理》杂志编委会编审，中华全国中医学会河南分会第二届理事会理事，河南省卫生厅中医专业中级职务评审委员会委员，河南省卫生厅第二、三届药品审评委员会委员，《河南中医》编委，《中医研究》杂志社顾问。先后荣获全国中医药杰出贡献奖，中华中医药学会中医学传承特别贡献奖，河南中医药事业终身成就奖；是2017"感动中原"年度教育人物、2017"感动中原"十大年度人物、影响河南突出贡献人物、"中国好医生"2019年月度人物。

张磊教授始终以仁爱为本，以慈悲为怀，以大医为己任。在医院上班，医院就是个"大诊室"，总是早上班、晚下班，看病非常认真。回到家里，家里就成了"小诊室"，常常候诊者盈屋。2007年河南省卫生厅、河南省中医管理局在全省卫生系统开展了向张磊教授等先进模范人物学习活动，《中国中医药报》发文称赞张磊教授为"大医精诚，杏林楷模"。

张磊教授求实清和，非常注重实际、实效，力戒浮躁，他始终以一名共产党员和一名合格的医生为标准，严格要求自己，1977年光荣当选为中国共产党十一大党代表。全国政协原副主席马万祺为其题写"清和"二字，高度概括了张磊教授的品行。

张磊教授始终把临证放在首位，他认为作为一名医生，就应该看好病，看好疑难杂症和危重证。他临证时突出中医特色，辨证用方非常讲究，既防止"有方无药"，又防止"有方无效"；既防止药过于病，又防止药不及于病。除了用方精准外，他还非常注重用药量的大小。此外，他遵《黄帝内经》"治病必求于本"之旨，十分重视治病求本，本既求出，何愁方不对证、方药无效！

张磊教授先后发表学术论文20余篇，其中代表作有《谈治病求本》《浅谈人身中之水火》《漫谈辨证立法遣方用药》《辨证思维六要》等；著有《张磊临证心得集》《国医大师张磊医学文库》《张磊医学全书》《张磊医余诗声》《〈产鉴〉注释》等多部著作，深受读者欢迎。《张磊学术思想及临床经验》获2009年度中华中医药学会科学技术奖二等奖。

目 录

上 篇 张磊学术思想

下 篇 跟师临证

上　篇
张磊学术思想

第一章 张磊学术思想整体特点

第一节 动、和、平学术思想

张磊教授幼上私塾，诵读经史，对"四书""五经"包本背诵（很多古文和唐诗，至今仍能朗朗背诵），为后来学好中医奠定了古文学基础；同时也深受儒学思想的影响，崇尚致中和平。学医之后，他用心研读四大经典，并广采百家之长，勤于临证实践，几十年不曾间断，逐渐形成了自己独特的动、和、平学术思想，即和态下运动发展观、和态失常的疾病发生观、病证变化的动态观、动态的和平辨治观、动态的求本治本观、临床用药动和平观。

一、和态下运动发展观

正常情况下，人与自然、人体自身都处于不断运动、变化、发展的"和态"，即和谐状态下的运动发展变化。

1. 人与自然的和谐 自然界一切事物的发生、发展和变化，都是阴阳对立统一矛盾的结果，而且事物都是在局部不平衡的运动中求得总体平衡、生存与发展。如《素问·天元纪大论》说："太虚寥廓，肇基化元。万物资始，五运终天。布气真灵，总统坤元。九星悬朗，七曜周旋。曰阴曰阳，曰柔曰刚。幽显既位，寒暑弛张。生生化化，品物咸章。"说明宇宙蕴生万物，与天之五运、九星、七曜和谐相应，运动不息，生化无穷。人类依赖自然界的物质基础而生存。《素问·六节藏象论》说："天食人以五气，地食人以五味。五气入鼻，藏于心肺，上使五色修明，音声能彰；五味入口，藏于肠胃，味有所藏，以养五气，气和而生，津液相成，神乃自生。"人体必须与自然和谐相应，才能无恙。《灵枢·顺气一日分为四时》说："春生，夏长，秋收，冬藏，是气之常也，人亦应之。"同时，人也顺应春温、夏热、秋凉、冬寒，阳生阴长，阳杀阴藏，不断地进行自我调节。《灵枢·五癃津液别》说："天暑衣厚则腠理开，故汗出；天寒，则腠理闭，气湿不行，水下留于膀胱，则为溺与气。"在适应自然的过程中，人类也不断地认识自然、改造自然，使人与自然更加和谐。《素问·四气调神大论》说："所以圣人春夏养阳，秋冬养阴，以从其根，故与万物沉浮于生长之门。"人的机体之所以能够进行正常的生命活动，就是因为阴与阳相互制约、相互消长取得统一，达到了"阴平阳秘，精神乃治"的和态。

2. 机体自身和谐平衡　阴阳平衡，即是阴阳平秘的和谐运动状态。人体的和谐平衡，是发展着的平衡，并不是固定在一个水平上，而是由一个水平线上的动态平衡到另一个水平线上的动态平衡的发展过程。在人体生长、发育的不同阶段，平衡的内容不同。《素问·上古天真论》说："女子七岁，肾气盛，齿更发长，二七而天癸至，任脉通，太冲脉盛，月事以时下，故有子……八八则齿发去。"幼年阴阳平衡以阳气偏盛为特征，新陈代谢旺盛，生长发育迅速；中年气盛血旺，阴阳平衡处于均衡时期；老年阳气先衰，阴气渐衰，重新建立新的阴阳平衡，阴气相对偏盛。因此，阴阳平衡是动态平衡的发展过程。各脏腑组织器官在生理功能上相互资生、相互依存、相互制约的协调状态下所产生的平衡，即动态平衡。《素问·五脏别论》说："所谓五脏者，藏精气而不泻也，故满而不能实。六腑者，传化物而不藏，故实而不能满也。"不同的脏腑、经络、组织，又有不同的平衡内容。《素问·六节藏象论》说："故人卧血归于肝，肝受血而能视，足受血而能步，掌受血而能握，指受血而能摄。"这种动态的调节是人体健康的基本保证。气、血、精、津液的互生互化，维持着一个有效的动态平衡，从而保证了人体正常生命活动的进行。《灵枢·营卫生会》说："人受气于谷，谷入于胃，以传与肺，五脏六腑，皆以受气，其清者为营，浊者为卫，营在脉中，卫在脉外，营周不休，五十而复大会，阴阳相贯，如环无端。"因此，平衡是相对的，运动变化是绝对的。

二、和态失常的疾病发生观

运动过程中的和态，是人体生命维持正常的保证，是生命运动向前发展的基础。任何疾病的发生，都是人体生理功能和态被破坏的结果。

1. 人与自然失和 人必须与自然之气相和谐，顺应自然。自然界有风、寒、暑、湿、燥、火六气，人依靠自然之六气、水谷之气而生存，并循着四时气候变化、生长收藏规律而生长发育。《素问·宝命全形论》说："人以天地之气生，四时之法成。"当气候变化异常，超过一定限度，如六气的太过或不及，非其时而有其气（如春应温而反寒、秋应凉而反热等），以及气候变化急骤，都会使人与自然不能和谐相应。机体正气亏虚，不能抵御外邪时，即导致疾病发生。《灵枢·百病始生》说："此必因虚邪之风，与其身形，两虚相得，乃客其形。"

2. 人与社会失和 人的健康在受多种自然界因素影响的同时，也受到社会诸多因素如政治、经济、道德、心理、饮食等的影响。《黄帝内经》中论述了人与社会和谐相处的状态，"适嗜欲于世俗之间，无恚嗔之心，行不欲离于世，举不欲观于俗，外不劳形于事，内无思想之患，以恬愉为务，以自得为功"，达到"德全不危"境界。若嗜欲无穷，孜孜汲汲，唯名利是务，纵欲贪色，皆伤精坏神，致"精气弛坏，荣泣卫除""神去之而病不语也"。道德衰落，易罹患疾病，而且病情复杂，不易治愈。如果社会的不良刺激影响到人的情志，导致喜怒忧思悲恐惊七情过激，情志失和则伤害藏神的五脏，出现精神与躯体病证。《素问·举痛论》说："怒则气上，喜则气缓，悲则气消，恐则气下，寒则气收，炅则气泄，惊则气乱，劳则气耗，思则气结。"又《灵枢·本神》说："心怵惕思虑则伤神，神伤则恐惧自失，破䐃脱肉，毛悴色夭，死于冬……肾盛怒而不止则伤志，志伤则喜忘其前言，腰脊不可以俯仰屈伸，毛悴色夭，死于季夏。"

3. 机体自身失和

（1）阴阳失和，疾病产生　机体阴阳双方处于相对平衡、协调而有序的状态时，人体就健康无病，即《素问·生气通天论》"阴平阳秘，精神乃治"之意。一旦某种病因作用于机体，导致人体阴阳相对平衡、协调而有序的和态遭到破坏，即"阴阳不调""阴阳不和"或"阴阳相失"，便产生疾病。阴阳失和有三种表现：一是，人体阴阳在势力上的失衡，即阴阳任何一方的太过或不及，均可导致疾病。《素问·阴阳应象大论》说："阳胜则热，阴胜则寒。"《素问·调经论》说："阳虚则外寒，阴虚则内热；阳盛则外热，阴盛则内寒。"说明阳偏胜和阴偏胜的病理状态，临床表现有寒热之特点。《素问·脉要精微论》说："阳气有余，为身热无汗；阴气有余，为多汗身寒。"二是，人体阴阳在相互关系上的失和，即阴阳互根互用、和谐协同关系受到破坏。《素问·生气通天论》说："故阳强不能密，阴气乃绝。"又说："阴阳离决，精气乃绝。"说明阴阳彼此失和，轻则为病，重则丧命。三是，人体阴阳之序失和，即阴阳之气在循行次序、部位等方面的失常。《素问·阴阳应象大论》说："清气在下，则生飧泄；浊气在上，则生䐜胀。此阴阳反作，病之逆从也。"指出人体清阳和浊阴之气升降逆行致病。又《素问·生气通天论》说："阳气者，若天与日，失其所则折寿而不彰。"更明确指出阳气失其位，严重者可影响人的寿命。

（2）脏腑失和，疾病发生　五脏主藏精气而不泻，满而不能实；六腑主传化物而不藏，实而不能满。若五脏不能被精气充满，则出现亏虚之证；若湿痰瘀浊填塞五脏，则出现脏实证。五脏可以相互累及，脏病也可以及腑。六腑以通为用，以降为顺，若被邪气壅塞，传化失职，升降失常，即出现腑实证；若六腑不能被丰富的气血滋养，导致传化无力，升降不及，即出现腑虚证。腑病可以及脏，导致脏腑失和。

（3）气血失和，病变丛生　气与血之间具有相互资生，相互依存，相互为用的关系。气对于血，具有温煦、推动、化生和统摄作用；血对于气，则具有濡养和运载作用。因此，气的盛衰或升降出入失常，则累及血，如气虚则血无以化生，血必因之而亏少；气虚则推动、温煦血液功能减弱，血必因之运行不畅。血虚则气无所养亦必随之而衰少；血脱则气失所依，外散而脱逸；血瘀则气滞不畅。

（4）气机失和，疾病立生　升降出入是人体之气的基本运动形式，是脏腑、经络、气血、津液运动的基本过程。气机升降出入状态直接关系到脏腑、经络、气血、津液等各方面的协调平衡，《素问·六微旨大论》所谓"故非出入，则无以生长壮老已；非升降，则无以生长化收藏"。升降出入的运动，在总体上是保持动态平衡的，如果气机动态平衡失常，则影响脏腑、经络、气血、津液等各个方面的功能活动，从而使五脏六腑、表里内外、四肢九窍等各个方面产生多种病变。例如，胃气以通降为顺，胃失和降则出现脘胀、食少等症，胃气上逆还可出现嗳气、呃逆、恶心、呕吐；脾气以升清为职，脾气不升则运化无权，出现腹胀、肠鸣、便溏；肝为刚脏，主动主升，其气易亢易逆，肝气逆上则出现头痛而胀、面红目赤、急躁易怒；若血随气逆，络破血溢，则为咯血、吐血，甚则血壅于清窍而突然昏厥，不省人事；若肾气不足而摄纳无权，可致气逆不降，出现呼吸表浅，动辄气喘等症；若肺宣降失常，不相协调，则出现咳嗽、气喘等症。即所谓"出入废则神机化灭，升降息则气立孤危"。

三、病证变化的动态观

病证发展转化规律表明，疾病是人体生命活动过程中的一种运动形式，任何疾病都不是静止的。如《灵枢·顺气一日分为四时》说："朝则人气始生，病气衰，故旦慧；日中人气长，长则胜邪，故安；夕则人气始衰，邪气始生，故加；夜半人气入脏，邪气独居于身，故甚也。"在不同的发展过程和同一发展过程的不同发展阶段，疾病的矛盾不断发展转化，表现为不同的证候。它随外界气候的变化，随患者个体体质的不同，随邪正关系的对比，随治疗措施当否⋯⋯证亦时刻随之变化。

1. 证随个体体质而变　体质对某些致病因子的易感性及其所产生病变的倾向性起重要作用，不同的体质对疾病有不同的反应，产生不同的证型。仲景创外感疾病六经辨证体系，病邪传向何处，是由表入里，还是由里出表，关键在人身阳气之强弱，阳盛者则由太阳传至阳明，阳弱内寒则由阳经传入阴经，故后人有"实则阳明，虚则太阴"之说。《伤寒论》第7条："病有发热恶寒者，发于阳也；无热恶寒者，发于阴也。"说明个体阳气强弱不同，发病的证型就各不相同。又如六气之邪，有阴阳不同，其伤人也，又随人身之阴阳强弱变化而为病。面白阳虚之人，其体丰者，多痰湿，感受之，多化寒湿，体壮阳盛之人，多湿热，感受之，从阳化热，湿热胶结必黏滞难解。面苍阴虚之人，其形瘦者，内火易动，感受之，湿从热化，反伤津液，与阳虚之证相反。

2. 证随治疗措施当否而变　治疗疾病有特定的原则，如协调阴阳平衡，病邪当因势利导，在表当汗解，里实当攻下，其高者引而越之，其下者引而竭之；盛者泻之，虚者补之，寒者热之，热者寒之等，而且治疗当适事为故，过犹不及。如若辨证不明，治疗方法失当，则事与愿违，往往导致疾病证型发生改变。如《伤寒论》中太阳病发汗太过，致阳虚汗漏并表证不解。

3. 证随四时阴阳的变化而变化　邪正之间的盛衰消长不仅决定疾病的发生与否，而且直接影响疾病的发展变化。而邪正的盛衰消长又每受自然界阴阳变化所制约，故《灵枢·顺气一日分为四时》根据昼夜阴阳变化节律而得出百病多以旦慧、昼安、夕加、夜甚的传变规律。疾病的传变亦与人体内部脏腑功能失调状况密切相关，由于"五脏相通"，因此疾病发展变化每每"移皆有次"（《素问·玉机真脏论》）。要了解疾病的传变，就必须着眼于脏腑之间的互相联系，互相影响，从整体失衡的角度去认识和估测病变趋势。而且人体五脏之气又与自然界四时五行之气相应，《素问·脏气法时论》据此提出了五脏病在一年、一月、一日中各不同时间段的"愈""甚""持""起"的病情变化规律。此外，证随邪正对比的变化而变，邪正对比决定疾病的转归，也决定证型的转变。

总之，疾病是一个动态变化的过程，影响这一过程的因素，有外在的致病邪气，又有内在的抗病正气；既有体内环境的失调状况，又有天地四时阴阳的变化。必须从整体角度综合考虑各种内外因素对疾病的影响，才能准确把握其发展变化机制。把疾病视为受外界环境所影响的异常生命活动过程，以动态的观点，从整体失衡的角度研究疾病发展变化的机制，把握疾病传变的规律，这种整体联系，恒动变化的病理观，贯穿诊治疾病的始终。

四、动态的和平辨治观

人体之气血阴阳等都有可能产生"不和"之处，治之之法，当为和法，"和法之制，和其不和也"。《黄帝内经》有关"和"的论述较多，如《素问·上古天真论》说"上古之人，其知道者，法于阴阳，和于术数……度百岁乃去"。治法的最高境界是"和"，《素问·生气通天论》说："凡阴阳之要，阳密乃固。两者不和，若春无秋，若冬无夏，因而和之，是谓圣度。"又说："是以圣人陈阴阳，筋脉和同，骨髓坚固，气血皆从。如是则内外调和，邪不能害，耳目聪明，气立如故。"《伤寒杂病论》里多处提到和法，如治疗"卫气不和""营弱卫强"用桂枝汤"小和之"，使"营卫和则愈"；对"里虚"及"营气不足、血少"之表证，主张用益气养血法，待"表里实，津液自和，便自汗出愈"。又如倡导用十枣汤治疗"表解里未和"所致的悬饮证；以调胃承气汤"和胃气""小承气汤微和胃气"治疗阳明腑实证；投小柴胡汤于少阳阳明同病，可收"上焦得通，津液得下，胃气因和，身濈然汗出而解"之效。和法的外延始于戴北山，他认为"寒热并用谓之和，补泻合剂谓之和，表里双解谓之和，平其亢厉谓之和"，拓宽了和法的思路。蒲辅周说："和解之法，具有缓和疏解之意，使表里寒热虚实的复杂证候，脏腑阴阳气血的偏盛偏衰，归于平复。"治疗的目的，纠正失和之态，"谨察阴阳所在而调之，以平为期"。正如《医学心悟》中所言："和之义则一，而和之法变化无穷焉。"和法应用是多方面的，兹撮其要，分为和调阴阳、和调脏腑、和调气血、和调气机，以叙述之。

1. 和调阴阳　纠正疾病过程中机体阴阳的偏盛偏衰，损其有余而补其不足，恢复和重建人体阴阳的相对平衡。对于阳偏盛，表现出阳盛而阴相对未虚的实热证，采用清泻阳热的方法治疗，使阳热得清，与阴相和，临证八法之一的轻清法即是据此立法，代表方剂是谷青汤（谷精草、青葙子、决明子、薄荷、菊花、蝉蜕、酒黄芩、蔓荆子、生甘草）。因头为诸阳之会，清阳之府，风为阳邪，其性轻扬，易犯人之高颠，热亦为阳邪，其性炎上，亦易伤人之高颠。所以，人之头部疾患，热证多而寒证少，实证多而虚证少，故多采用轻清法以治之。即用轻清上浮而又凉散的药物，易于速达病所，以祛除病邪。阴偏盛，表现出阴盛而阳相对未虚的寒实证，应用温散阴寒的方法治疗，如临床中用乌附麻辛桂姜草汤治疗寒痹。对于阴或阳偏衰不足的病证，用"虚则补之"的方法治疗，勿忘"阳病治阴""阴病治阳""阴中求阳""阳中求阴"。更要重视人身之水火，从其来源来说，可分为先天之水火和后天之水火。先天之水火乃真阴真阳，禀受于父母；后天之水火，源于水谷，或为精为血，或为营为津。水之与火，宜平不宜偏，宜交不宜分，平则为协调，交则为既济。治疗水火失调之病，必须火中求水，或水中寻火，扶其不足，抑其有余，臻于平衡。先天之水火是根本、是动力，脏腑、经脉、组织必须得到元气的激发与推动，才能发挥其生理功能的作用，因此确立了固元法补元气方（黄芪、党参、菟丝子、淫羊藿、巴戟天、枸杞子、山茱萸）。方中菟丝子、淫羊藿、巴戟天、枸杞子、山茱萸补肾以充先天之气，黄芪、党参补脾肺之气以助后天之气，符合元气产生于先天，充养于后天之理论；菟丝子、巴戟天、枸杞子不仅能补肾阳，而且兼补肾阴，不至于使阳盛损阴，而达到阳得阴助而源泉不竭，阴得阳助则化生无穷的效果。对于阴阳失调和的患者，要析其失调的具体状态，是属偏胜偏衰，是属失交失恋，还是属失平失秘。只有紧扣其现状，进行燮理，方为妥善。

2. 和调脏腑

（1）明辨病位　治疗脏腑失和之病，要根据脏腑生理特点、病变规律和常见证候，确定病变的脏腑，明辨病位是在脏，是在腑，或脏腑同病。如肝主疏泄，其性升发，喜条达而恶抑郁，在病理上，疏泄失职则其气易郁，升太过而阳气易亢，气郁可化火，阳亢则生热化风，因此在证候类型上表现为气、火、阳、风。同时，肝内藏阴血，其病则多血虚、阴虚之证，阴血不足失于濡养，多见与肝相关之筋、目、爪、甲等处症状。若出现筋、目、爪部位的疾病，或疾病具有气、火、阳、风的特点，要考虑病位在肝，余脏腑仿此。即"求病位之本"之义。

（2）明辨疾病先后　脏病引起腑病，或腑病引起脏病，治疗时要调脏以和腑，或调腑以和脏，或脏腑同调，以平为期。依脏与腑的关系而调，五脏"藏精气而不泻"，六腑"传化物而不藏"（《素问·五脏别论》），因此原则上虚则补其脏，实则泻其腑。如泄小肠热以清心火，泄大肠热以清肺热；补脾治胃虚；滋肺阴以润肠通便；补肾气以治膀胱失约；补肝治胆虚。也可依生克乘侮规律而调，如滋肾阴潜肝阳的镇肝熄风汤、杞菊地黄丸等滋水涵木，疏肝健脾的逍遥散抑木扶土，清心火养肾阴的导赤散泻南补北。

（3）顺其脏腑之性　心主血脉，心血宜养宜活；肝主藏血主泄，肝血宜养，肝气宜疏；脾主运化主升清，"脾以运为健"；肺喜清肃主宣发，故治疗肺部疾患时常用轻、清、宣、透、润之法；肾主藏精主封藏，肾精宜固不宜泻。治法用药以顺其脏腑特性，达到和谐共济之目的。

（4）重视浊阻脏腑之证　外感六淫，内伤七情，或饮食劳倦，均可导致脏腑功能失调，产生湿痰瘀等浊邪，进一步阻滞脏腑，影响脏腑气化功能，出现诸多病变。浊阻之证较为多见，宗《素问·汤液醪醴论》"去菀陈莝……疏涤五脏"之旨，立涤浊法，根据浊邪所在脏腑的不同，治法亦有不同（详见"临证八法"）。

3. 和调气机　气机升降出入应和调有序，气机逆乱失和，出现太过或不及，会导致气机升降失常。如肺气亏虚，宣发无力，气短息促、声低乏力，用升陷汤补气和调；而肺气宣发太过，失于肃降出现咳喘，则应用苏子降气汤降气和调；脾气不升，中气下陷，脱肛、崩漏、久泻、久痢，以补中益气汤益气升举；胃失和降，其气上逆而恶心、呕吐、呃逆，以旋覆代赭汤、丁香柿蒂汤降逆和胃；胆气不降，出现黄疸、口苦、善怒，以蒿芩清胆汤清胆降逆；肝气横逆，升发太过，出现头痛目赤、胁痛、耳聋，以龙胆泻肝汤泻热降逆；肾虚下元不固的尿频、遗尿、遗精、带下，则可用缩泉丸、菟丝子丸、固精丸、收涩止带汤等补肾固元。五脏气争，九窍不通，气机郁滞，五郁随生，故应解郁疏达，和畅气机。调和气机升降的重点是和调肝（胆）脾（胃），因肝（胆）脾（胃）为气机升降之枢纽，脾升胃降、肝升胆降，带动诸气升降。解郁的要点是达肝气，据此立达郁法，拟制郁达汤：柴胡、白芍、炒枳实、炒苍术、制香附、草果、黄芩、栀子、蒲公英、防风、羌活、生甘草。方以柴胡、苍术为君，以疏木土之郁；臣以香附、草果，助君药之用；郁则气必滞，佐以枳实以理气；郁久必生热，佐以栀子、黄芩、蒲公英以清热；木土壅郁，乱于腹内，故又佐以少量羌活、防风，既祛湿邪之胜，又可鼓荡气机之滞；白芍既可柔肝又可护阴，甘草调和诸药用以为使：肝脾之郁得解，则邪去正安，脏和气顺。同时，和调气机升降应顺应脏腑升降特性，注意其升降相因，如脾升胃降、肝升胆降、肾升心降等。脾不升清则胃难降浊，肝失疏泄则胆气难降；肺失宣发而难以肃降，肾不升而小便不利等，即"其本在肾，其末在肺"（《素问·水热穴论》）。张磊教授曾采用提壶揭盖法治愈癃闭患儿，取效甚佳。

4. 和调气血　人身以气血为本，人之有形不外血，人之有用不外气，气血平和则身安无病，气血失和，则百病由生。《医学心悟》中说："且气之为病，发为寒热，喜怒忧思，积痞疝瘕癥癖，上为头旋，中为胸膈，下为脐间动气，或喘促，或咳噫，聚则中满，逆则足寒，凡此诸疾气使然也。血之为病，妄行则吐衄，衰涸则虚劳，蓄之在上，其人忘，蓄之在下，其人狂，逢寒则筋不荣而挛急，夹热毒则内瘀而发黄，在小便为淋痛，大便为肠风，妇人月事进退、漏下崩中，病证非一，凡此诸疾，皆血使之也。"由于气血为患是疾病产生的本质，尤其内科杂病病因繁多、病机复杂，多脏受损，虚实兼夹，均影响气血的正常运行，出现偏盛偏衰，因此气血辨证较之阴阳辨证更为具体，不仅可反映阴阳辨证的主要内容，而且可弥补八纲辨证之不足。由于气血辨证既是辨病过程中的必要环节，又是施治中的主要依据，故在辨治内科杂病中，要善于调气血。

（1）调气以和血　历代医家有关调气的论述很多，但论之较详者应推张介宾。他在《景岳全书》中说："夫所谓调者，调其不调之谓也。凡气有不正，皆赖调和，如邪气在表，散之调也；邪气在里，行其调也；实邪壅滞，泻即调也；虚羸困备，补即调也。由是类推，凡寒之、热之、温之、清之……正者正之，假者反之，必清必静，各安其气，则无病不除，是皆调气之大法也。"张磊教授在继承前人经验的基础上，结合自己的临床体会归纳出以下几个方面。

①清气：清气分之热邪。根据气分邪热之轻重分为微、轻、中、重四法。微剂用于外感邪热末期，或脏腑功能失调产生的邪热郁于气分，出现低热，或无热，身困不舒，口干，鼻出气热，或咳或不咳，头憒头昏，或鼻塞流涕，大小便正常，舌质红或淡红，苔薄白或苔黄，脉滑数，此乃轻微邪热郁于气分或伏于气分所致，非轻清宣透疏达调和莫能解也，方用清气汤，药用忍冬藤、白茅根、丝瓜络、通草、桑叶、桑白皮、金银花、薄荷、竹叶、苇根、黄芩、甘草等；若邪热侵袭阳明经，或风寒化热入里波及阳明，出现壮热烦渴，面赤恶热，大汗出，口干舌燥、脉洪大等阳明经热盛之证，用白虎汤加减；或气分郁热较重，夹湿或湿热蕴郁，或湿初起，症见头痛恶寒，身重疼痛，面色淡黄，胸闷不饥，午后身热，舌白不渴，脉濡，用三仁汤加味，此为清热中剂；若气分热毒炽盛，症见大热烦扰，口燥咽干，错语不眠，或头面红肿焮痛，咽喉不利，舌燥口渴，舌质红苔黄，脉数有力，用黄连解毒汤或普济消毒饮，此为清热重剂。另外，尚有阳气陷于阴分，也属气分之郁热，但此既有阳郁之热，又有阴经气虚，虚实夹杂，更当细辨。从微观辨证来说，可将气分分为表中之表，表中之里，层次分明，体现了表里之相对性与可分性。至于阳邪陷于何种阴经，要加详辨。

②理气：疏理气分之郁滞。人若气血流通，病安从作？一有拂郁，病即生焉。如当升不升，当降不降，当化不化，或郁于气，或郁于血等。《经》言"百病皆生于气"，后人言"百病皆生于郁"。治郁之法，《黄帝内经》云："木郁达之，火郁发之，土郁夺之，金郁泄之，水郁折之。"根据内科杂病多郁或兼郁的特点，将气郁分为上焦、中焦、下焦及三焦之郁四类。上焦气郁关乎心肺，神之原总由于心，因情志不遂，则郁而成病，肺主气，"诸气膹郁，皆属于肺"。心肺气郁出现胸闷不舒，胁胀气促，咽喉憋闷，药用合欢皮、全瓜蒌、薤白、枳壳、桔梗、乌药、白檀香等。若上焦气逆则用枇杷叶、炒枳壳、赭石、厚朴、炒紫苏子、白前、旋覆花等降逆气。中焦气郁与肝胆、脾胃关系密切。肝主疏泄喜条达，脾主运化升清气，胃主受纳降浊气，胆疏泄胆汁。中焦气郁则肝失疏，脾失升，胃失降，胆失泄，出现胁肋胀痛，脘腹

痞满，呕恶吐逆，嗳气口苦，腹痛肠鸣等。肝脾失调应分为肝强脾弱、肝弱脾弱、肝弱脾强、肝气犯脾、胆气犯胃，分别治以逍遥丸、升阳益胃汤、半夏泻心汤、小柴胡汤、大柴胡汤或蒿芩清胆汤等。具体到单纯的脾气郁、胃气郁、肝胆气郁，则对应施治。下焦气郁，多由于肾气虚弱，推动无力，气行不畅，出现小腹坠胀，单用理气药物乏效，选用金匮肾气丸加补骨脂、小茴香，取其壮肾敛气归元之效，使郁浊之气归膀胱，气化而出。清代韦协梦《医论十三篇》中说："古方金匮肾气汤乃胀满之圣药。方中桂、附补火，地薯补水，水火交媾，得生气之源；而肉桂又化生舟楫，加苓、泽、车、膝为利水消胀之佐使，故发皆中节，应手取效。今人动用利气消滞之药，劫效一时，而贻害无穷，亦何弗思之甚耶？"遇肾虚腹胀，多加用补骨脂，效果较著。对三焦气郁，即机体的整个气机郁滞，出现面目及四肢郁胀，胸闷咽憋，脘腹胀满等，治疗可采用经验方郁达汤。

③补气：内科杂病，一方面多郁，另一方面则多虚。在治气虚方面，除重视补脏腑之气外，尤要注重补大气，补中气，补元气。大气乃《黄帝内经》中所谓之宗气，积于胸中，出于喉咙，以贯心脉，而司呼吸。胸中大气不足或下陷，则气短不足以息，或努力呼吸，或有似呼喘，或胸胁胀满，心悸怔忡。努力呼吸莫作气逆而降气，似呼喘莫作平喘，胸胁胀满莫作气滞而行气，此乃大气虚衰之象，选《医学衷中参西录》之升陷汤加减。补中气，常用补中益气汤治疗中气不足或中气下陷引起的诸多疾病，诸如发热、感冒、头痛、眩晕、泄泻、胃胀、心悸、子宫下坠、脱肛、自汗等，临床以倦怠乏力，气短头晕，面色少华，大便溏薄，脉沉细弱等症状多见，不能硬搬西医诊断病名而应用之。其加减用药，以兼肾阴虚者，加山药、茯苓、山茱萸，正好为半个六味地黄汤，说明补益后天脾土的同时，不忘补先天肾虚；另加茯苓，与原方中党参、白术、甘草组成四君子汤，益气补中，健脾养胃；兼血虚者，加白芍、熟地黄、枸杞子，与方中当归配伍增强补血之功；兼虚阳上扰者，加生龙骨、生牡蛎、天麻、钩藤，以平潜亢奋之虚阳而不伤正气；兼气虚发热者，加白芍、白薇、知母，以滋阴清热，使补气的同时不伤阴血；兼外感者，加金银花、连翘、桑叶、荆芥；兼阳虚者，加附子、淫羊藿、仙茅以益

气温阳。元气,《黄帝内经》称之为"真气",禀受于先天,与谷气相合而存在于人体内,有推动人体的生长发育、抵抗病邪侵袭和祛除病邪的作用,人要长寿,必须善于保养此气。《素问·上古天真论》说:"恬淡虚无,真气从之,精神内守,病安从来。"因此,在临床中要重视元气的盛衰,并善于调补元气。自拟固元汤,即为补元气而设。

(2)理血以和气　人身之中,气为卫,血为营。《黄帝内经》云:"营者,水谷之精气也,和调于五脏,洒陈于六腑,乃能入于脉也。"血液之来,生化于脾,总统于心,贮藏于肝,宣布于肺,施泄于肾,灌溉一身,目得之而能视,耳得之而能听,手得之而能摄,掌得之而能握,足得之而能步。《黄帝内经》又云:"血之与气,异名同类。"故气即无形之血,血即有形之气。人之一身,气血不能相离,气中有血,血中有气,气血相依,循环不息。因此,调血总关乎气,气旺则血旺,治血虚除补血外应兼顾补气。针对脏腑生理特点的不同,采用的补血方法也不尽相同。例如,心主血脉,故心血宜养宜活,药选当归、生地黄、白芍、川芎、龙眼肉、丹参、炒酸枣仁等;肝主藏血、主疏泄,肝血宜补宜疏,药选当归、生地黄、白芍、何首乌、香附、郁金、枸杞子等;脾主统血、主运化,脾血虚宜养宜摄,药选当归、龙眼肉、阿胶等;肾主蛰,封藏之本,肾血虚宜养宜敛,药选熟地黄、白芍、怀牛膝、枸杞子、当归、女贞子、肉苁蓉等;肺主肃降、主气,肺血虚宜润宜降,药选当归、生地黄、百合、龙眼肉、阿胶等。气滞则血瘀,故治血瘀之证,除用活血化瘀药物外,宜选加调气之品。

5. 疏利条达　人之一身,经络贯穿为之脉,脉者,血之隧道也。血随气行,周流不停。筋者,周布四肢百节,联络而束缚之。人身之血,内行于脉络,外充于皮毛,渗透肌肉,滋养筋骨,故百体和平,运动无碍。津液者,血之余,行乎外,通一身,如天之清露,若血浊气滞,则凝聚而为疾。内科杂病属功能性病变者有之,其病因病位病情多非一端,而气血失调,经脉不畅,痰瘀交结是其基本病机。因此,张磊教授制订了疏利法。疏是疏导,有分陈治理之义;利是通利,有运行排遣之义。常用于水湿失于输布出现全身郁(瘀)胀,似肿非肿的经络湮瘀证。常疏其气血,令其条达,而致平和。

《素问·至真要大论》云："谨守病机，各司其属，有者求之，无者求之，盛者责之，虚者责之。必先五胜，疏其血气，令其条达，而致和平。"疏即疏通、疏利、疏达之意，具体内容见"临证八法"。

五、动态的求本治本观

疾病是动态的，因此，医生要不断地辨证，使诊断的概念、判断和推理随之变化，根据病证的变化而改变治法。但万变不离其宗，要辨证求其本，治疗固其本。详见后文"谈治病求本"。

六、临床用药动、和、平观

1. 用药平和 用药要平和，如固元法中的固元汤，用菟丝子、山茱萸、枸杞子、补骨脂、淫羊藿，味辛甘，性温或微温，非大辛大热，温补肾阳兼补肾阴，阳得阴助而源泉不竭；谷青汤中的谷精草、青葙子，味甘或微苦，性平或微寒，薄荷、菊花、蝉蜕、蔓荆子味多辛甘，性多凉或微寒，均属于疏风清热之品，非大苦大寒之味。疏利法选用的药物更是"平淡之味"，如忍冬藤、鸡血藤、丝瓜络、橘络、白茅根、竹茹、通草、生薏苡仁等。涤浊法使用的冬瓜仁、生薏苡仁、桃仁、茯苓、赤小豆、冬葵子等可药食两用。凡此种种，不一一列举，临床使用得当，能够平淡之中建奇功。

2. 燮理阴阳 在治疗阴阳失调时，分析阴阳偏盛或偏衰，调阴以和阳，或调阳以和阴，前文已简述。除此之外，选择用药时，也要注意阴阳相伍，如山前汤中生山楂、炒山楂、生车前子、炒车前子、生山药、炒山药，生熟并用，一刚一柔，一阴一阳，颇具燮理之能。

3. 疏利调和 疏利脏腑气机，常用疏补相兼方。药用炒苍术、炒白术、茯苓、猪苓疏利脏腑，青皮、陈皮、炒枳壳、炒枳实疏利气机，泽泻、木瓜、生薏苡仁、赤小豆、滑石、生甘草疏利水道，用于治疗脾虚失运，水湿失于输化，阻滞气机发生的全身郁胀证。方中多用对药，是其特色，看似平淡，寓意较深，用之得当，每获良效。疏利经络筋脉，常用酒桑枝、丝瓜络、姜黄、木瓜、生薏苡仁、通草、制天南星、橘络、鸡血藤、当归。方中药味多

为宣通之品。宣可去壅,通可行滞,尤其天南星伍橘络,善去经络中之风痰,
姜黄为行血利气之药,具通利经脉之功。

4. 动静结合 临证用药,要动静结合,动中有静,静中有动,动贯穿其
始终。如治疗肾不纳气的哮喘,使用都气丸加小量的麻黄、炒紫苏子,纳中
有宣,降中有升,静中有动。运脾法中的运脾汤,把握脾以运为健、胃以降
为顺的特点,以槟榔、牵牛子通可行滞为君;以蔻、砂醒脾畅中为臣;以茯
苓健脾渗湿,以楂、曲消运化滞为佐使。以动为主,诸药合用,共奏运通之
效。临床上有许多病宜轻而取之,若用重剂会适得其反,此类病证,应用灵
动法治之。灵动法具有药味少、分量轻,或药味虽多而分量很轻的特点。如
胃气虚弱又不耐药的患者,出现纳少、胃胀、嗳气、喜暖恶寒、舌质偏淡、
苔薄白、脉弱等,用轻量香砂六君子汤加味,每味药量可轻至 3 ～ 5g,取
灵而动之之义,往往能取得很好的疗效,若药过于病,则有"治胃反伤胃"
之弊。

第二节 读书八重

书要多读,又不能尽读,怎样读才能效果更好呢?张磊教授认为书应有
选择地读。所读之书大致可分为精读之书和粗读之书。对于精读之书,要反
复读,多下功夫。对于粗读之书,顾名思义,要读得粗些,一览而过。但不
可忽视粗读之书也有精的部分,这一部分同样要精读。张磊教授将读书之法
概括为"八重"。

一、重背诵

学习固须勤奋,亦宜讲求方法。就医者读书而言,背诵是打好中医基本
功最根本的问题,而且越早背诵越好,就如盖房一样,一砖一砖砌起来,然
后才能粉刷。背诵也为后来领悟、理解和运用打下基础,后劲较足。初学医
时先背诵《雷公药性赋》《汤头歌诀》《濒湖脉学》等,作为启蒙读物。继背

《黄帝内经》《难经》《伤寒论》《金匮要略》等经典著作。背诵时不用默诵，在僻静处朗朗诵读，使声出之于口，闻之于耳，会之于心。内容多的篇章，采取分段滚动式背诵方法，背诵新的内容，复习旧的内容，如盖楼打地基，垫一层夯实一层，如此，才能强记不忘。背诵开始要少，由少而多，集腋成裘，积沙成丘。俗话说得好："少年背书如锥锥石，锥入虽难，但留痕不易消失；中年背书如锥锥木，锥入较易，但留痕不如前者牢固；老年背书如锥锥水，锥入甚易，消失也快。"这个比喻，非常形象。

二、重经典

张磊教授认为，为医者，尤其为上医者，四大经典不可不读，纵观历代大医家、有突出成就者，都是从经典起家的。根深则叶茂，本固则枝荣。岂可忽乎者哉。

《黄帝内经》为中医理论之渊薮，为医不读《黄帝内经》，则学无根本，基础不固。后世医家虽然在理论上多有创建，各成一家之说，但就其学术思想的继承性而言，无不发轫于《黄帝内经》。故读《黄帝内经》《难经》《神农本草经》，目的在于掌握中医理论之根本。读经典著作时，要参阅相关著作，前文已述，此不多讲。

三、重广博

除经典著作之外，还要阅读很多后世医家著作。张磊教授常说：医要博览群书，广得其益。病因病机方面，除了需背诵"病机十九条"外，还要读《诸病源候论》，可以明了病因病机学理论；中医诊断方面，要读《医宗金鉴·四诊心法要诀》，张磊教授认为该书造精微，通幽显，易学易懂，切于实用；方剂学方面，应读《医方集解》，该书辨证论方，贯通理法方药；中药学方面，可参阅《本草纲目》，其内容丰富，理明义详。张磊教授推崇《脾胃论》，善用李东垣的补中益气汤治疗气虚发热、气虚头痛等疾病。王清任的《医林改错》本着求实精神，敢于创新，敢于纠古人之错，论述了血瘀所致病证，丰富发展了瘀血学说。张磊教授主张多读名家医话医案，如《临证指南医案》《明清柳选四家医案》《谢映庐医案》《经方实验录》《秦伯未医话医案》《施今墨临床经验集》等。张磊教授认为，医案是医生临床经验的体现，是非常珍贵的医籍，读之能得到很多启发。医案大致分为两类，一是一家之专著，二是多家之集萃，前者系一人之经验，其系统性、学术性较强，如参天大树，望之蔚然；后者是医林掇英，如众蜂所酿之蜜，甘味绵绵，二者各具特色、各有其优，皆应读之。有些医案则妙中有妙，巧中有巧，有些医案则独辟蹊径，有些医案则棋高一着，令人目不暇接。其方也，如重型炮弹者有之，如轻舟行水者有之，如围魏救赵者有之。根据不同内容，或取其论，或取其方，或取其法，或取其巧，或取其妙，对其中最精要部分，更要细读，反复读，悟其理，会其意。只有广开学路才能迅速提高医疗水平，程钟龄说："知其浅而不知其深，犹未知也；知其偏而不知其全，犹未知也。"对各家学说合读则全，分读则偏；去粗取精，扬长避短。学问并非尽载名家论著，广采博搜，不嫌点滴琐碎，"处处留心皆学问"。

四、重得要

读书不仅要"博"，而且还要由博返"约"，能够领会或掌握一本书、一段文章的精华所在，对重要篇章或段落，要精读，反复读，重点语句还要朱笔圈点，得其要旨。如据《素问·阴阳应象大论》"故因其轻而扬之"及《温病条辨》"治上焦如羽，非轻不举"的理论，张磊教授确立了轻清法。本法主要用于因风热之邪伤于头部疾患，如头痛、头懵、头晕、耳鸣、眼胀、鼻流浊涕、鼻塞不通等症。创制谷精汤，方由谷精草、青葙子、决明子、薄荷、菊花、蝉蜕、酒黄芩、蔓荆子、生甘草组成。即用轻清上浮而又凉散的药物，易于速达病所，以祛除病邪。根据《素问·汤液醪醴论》"去菀陈莝……疏涤五脏"之旨，确立了"涤浊法"。因浊邪所在的上、中、下三焦位置不同，以及病邪兼夹不同，而分浊邪阻肺、肺失清肃方，浊邪中阻、脾失其运方，肝热脾湿、浊邪积着方，浊在下焦、膀胱失利方（详见"临证八法"）。阅读《医学心悟》后，认识到医生应具备"五知"：一是知理，明了中医博大精深的理论，《景岳全书·传忠录·明理》中说："万事不参外乎理，而医之于理尤切……故医之临证，必期以我之一心，洞病者之一本，以我之一，对彼之一，既得一真，万疑俱释，岂不甚易，一也者理而已矣。"二是知病，知病首先要求本，其中最重要的是求病因、病性和病体之本。《素问·至真要大论》曰："必伏其所主，而先其所因。"三是知动，人是一个时刻不停的活动机体，疾病是一个动态的病理变化，尤其用药治疗后，其变化更是明显，所以，医者不但要知病之为病，而且要知动之为动。四是知度，要把握好对患者的治疗尺度和用药尺度。"谨察阴阳所在而调之，以平为期"。五是知误，既要知他医之误，又要知自己之误，误必纠之，即"观其脉证，知犯何逆，随证治之"。最怕的是不知误，"一逆尚引日，再逆促命期"。张锡纯的《医学衷中参西录》是很值得认真研读的。张磊教授在阅读许多书时可以说是"蓝笔点来红笔圈"。有感于此，他曾作诗一首，谓之《读书有感》："医道精深学莫休，学如逆水盪行舟。书中要语自圈点，点点圈圈心上留。"愿与同道共勉。

五、重心悟

学习中医典籍，不仅"博""约"，而且还要"悟"。读书不能仅停留在字面意义上，尤其对经典著作，其理深，其义奥，非潜心研读，穷思精悟，莫得其要。张磊教授对《阴阳应象大论》"阴阳者，天地之道也……治病必求于本"中的"治病必求于本"体会较深，临床治疗中主张"求病因之本""求病机之本""求病性之本""求病位之本""求病体之本"。再如《素问·至真要大论》中"谨守病机，各司其属，有者求之，无者求之；盛者责之，虚者责之，必先五胜，疏其气血，令其条达，而致和平"这段经文，他从"有者求之，无者求之；盛者责之，虚者责之"悟出了临床辨证思维六要，即辨证中之证与证外之证，注意其杂；辨静态之证与动态之证，注意其变；辨有症状之证与无症状之证，注意其隐；辨宏观之证与微观之证，注意其因；辨顺逆之证与险恶之证，注意其逆；辨正治之证与误治之证，注意其伤。从"疏其气血，令其条达，而致和平"悟出了"疏利法"，疏是疏导，有分陈治理之义；利是通利，有运行排遣之义。常用于水湿失于输布出现全身郁（瘀）胀，似肿非肿的经络湮淤证。针对水、湿、痰、瘀、气停滞的脏腑经络不同，又细分为疏补相兼方、行气通络方、化痰通络疏肝利湿通络方和化瘀通络方。对"令其条达，而致和平"提炼出"动、和、平"的学术思想。所谓"动"，第一，指正常情况下，人体是一个时刻不停地在"和"的状态下运动的有机整体。第二，人体的病理是在"失和"状态下运动变化着的机体。第三，针对运动变化着的机体、疾病、病证，其理、法、方、药也应随之而动。第四，治疗的目的，是使失去"和态"的机体得到纠正，重新建立新的和平动态，达到"阴平阳秘"。这些都是强调读书要读到无字处的体现。

六、重古文

中医理论博大精深，玄奥难穷；中医书籍浩如烟海，汗牛充栋。要学好中医、用好中医，没有深厚的古汉语知识是比较难的，试观古代和近现代的大医家，都有很深厚的古汉语底蕴。张磊教授常说：古今精于医者，无不文理精通，文是基础理是楼，文理不通则医理难明，学好古文当是学好中医的基本功之一。张磊教授幼上私塾，诵读经史，对"四书""五经"皆能全本背诵，为后来学好中医奠定了良好的古文基础。秦伯未说过："专一地研讨医学可以掘出运河，而整个文学修养的提高，则有助于酿成江海。"（《秦伯未医文集》，湖南科学技术出版社1983年版）。张磊教授还谙熟音韵，常写旧体诗词以抒发情怀。如夏日闲吟："南山当户户常开，且喜清风日日来，一曲瑶琴能惬意，仰观明月净灵台。"他平生喜爱音乐，自学二胡，自娱自乐；上私塾讲究写毛笔字，这也奠定了他的毛笔字基础，故在业余时间他常常练习书法，以陶冶性情。这些看起来虽不属于医学内容，但与医学有着相互启迪、相互连通的关系，都可以增强心有灵犀的亮点，扩大知识内涵，达到一专多能的效果。

七、重持恒

自学医以来，张磊教授看书学习，持之以恒，从未间断。在受业期间，他以读书为主，在中医学院任教时仍然以读书、备课为多。现在从年龄上和职务上他退休了，但读书学习从未退休。他常说，学无止境，要干到老学到老，学到老干到老。即便诊务再忙，他也要挤出时间看书，所谓开卷有益。如他的达郁法，首先取法于《素问·六元正纪大论》的"五郁"，谓"木郁达之，火郁发之，土郁夺之，金郁泄之，水郁折之"；继之以《伤寒论》中治"少阴病，四逆"的四逆散和《丹溪心法》治疗"六郁"的越鞠丸化裁，制成"达郁汤"，药如柴胡、枳实、白芍、苍术、川芎、栀子、神曲、甘草。随着临床实践的深入和理论知识的积累，他又结合吴又可《瘟疫论》中的达原饮之义，在原方基础上伍入槟榔、草果、黄芩，使治疗五脏六腑之郁的力量更大，功效更全面。又如在阅读医案方面，他读《临证指南医案》《吴氏医话二则》等，这些书涉及疾病广泛，论述精辟，见解独到，对他的临床诊疗启发很大，对于完善临床辨证思维也很有帮助。《程门雪医案》《蒲辅周学术经验集》《岳美中医学文集》等均为辨证精细、理验俱丰、见解独到的医著，他也是爱不释手。近几年，医话、医案类书籍不断增多，他的阅读量也随之增加。令他感受较深的是《朱良春用药经验集》《李可老中医急危重症疑难病经验专辑》，这些医家用药独到，有胆有识。张磊教授常说，当好一个中医不容易，尤其当一个水平较高的中医更不容易，他深知自己的不足，在中医学博大精深的海洋里，只有奋力搏击才能进步。

八、重笔记

俗语说："好记性不如烂笔头。"读书背诵固然重要，面对汗牛充栋的中医典籍、博大精深的中医理论及丰富多彩的临床经验，都记住不忘是不可能的，因此，张磊教授十分注重记笔记，对医学书籍中的重要段落和观点，他都认真做笔记。他认为，学习中医是一个循序渐进、由浅到深、登堂入室的过程，不能忽视平时零星知识的积累。每次读书，他勿求多而求精，对书中认为重要的地方，就摘录下来做成卡片，日久天长，积少成多，不仅丰富了自己的知识，也为临床和教学水平的提升起到了积极的促进作用。他以学源不能断、起点作零点、求实不求虚、思近更思远作为学习的指导思想，坚持学习，善于学习，从不厌倦，久而久之，终成大师。

第二章 张磊疾病诊疗思路与方法

第一节 辨证思维六要

几十年的临床实践，张磊教授逐渐形成了自己的临证思维模式，即临证思辨六要：辨证中之证与证外之证，注意其杂；辨静态之证与动态之证，注意其变；辨有症状之证与无症状之证，注意其隐；辨宏观之证与微观之证，注意其因；辨顺逆之证与险恶之证，注意其逆；辨正治之证与误治之证，注意其伤。

一、辨证中之证与证外之证，注意其杂

辨证中之证即临证时注意抓主症。所谓主症，或是一个症状，或是几个症状，这一个症状或几个症状是疾病的中心环节，既是辨证的要点，又是治疗的重点。张磊教授认为，抓主症可以从三个方面着手：一是，患者只有一个病，但伴有许多症状，如失眠患者，往往有心烦心慌、头晕耳鸣等症状，很显然，失眠是其主症；二是，有些患者说出许多症状，觉得浑身都是病，患者也说不清主症是什么，对此，医生要仔细琢磨，多费心思，找出主症；三是，一个患者同时患有多种慢性病，究竟是治其一，还是兼而治之。根据其具体情况，从整体出发，权衡利弊，分清缓急，遵《素问·标本病传论》"谨察间甚，以意调之，间者并行，甚者独行"之旨，作出恰当的处理。同时，辨证必须"到位"，如一个患者，已辨其为阴虚证，这是不够的，要进一

步辨其为何脏何腑之阴虚。所谓辨证外之证，即是辨其兼证。兼证有时与主症是一致的，有时是不一致，甚或是相反的，既要主次分明，又要统筹兼顾。

二、辨静态之证与动态之证，注意其变

中医的证是疾病在发生发展中某一时期的特定的病理状态，它随外界气候的变化，随患者个体体质的不同，随邪正关系的对比，随治疗措施当否……证亦时刻随之变化。张磊教授说："疾病是动态的，不是静止的；静是相对的，动是绝对的。因为疾病是在人身上发生的，除病邪本身变动外，人体本身就是一个时刻不停的活动机体，尤其是用药以后，其变动更是明显，所以说，医者不但要知病之为病，而且要知动之为动，这个动，主要靠医生依据当时的病态，细心体察出来。因此，医生对待复诊患者时要特别用心，否则就会出现失误。由于疾病是动态的，医生要具有对治疗疾病的驾驭能力。"证变治亦变、有是证用是药，证型决定治疗措施。因此，对疾病的整个辨证论治过程是在动态中进行的，既有原则性，又是灵活多变的。如果以僵硬辨病论治的诊疗思路来对待中医，必将把中医的研究引入歧途。

三、辨有症状之证与无症状之证，注意其隐

在临床实践中，常有许多患者症状较之疾病滞后或提前消失，即所谓"无症可辨"，如肝病无症状性的 ALT 升高，糖尿病无症状性的血糖、尿糖升高，B超提示的无症状性的结石，各种肿瘤的早期阶段等，这些疾病在某些阶段往往"无症可辨"。张磊教授常根据患者的体质、既往病史，根据对同种疾病有症可辨者积累的经验，借鉴西医学的各种理化检查手段，参照现代中医药研究成果等，来寻找蛛丝马迹，进行分析，找到"隐症"，变"无症可辨"为有症可辨，并强调"无症可辨"的辨证论治，必须突出中医特色；反之，若离开了中医的辨证，单纯依靠西医的理化检查来选方用药，非但难以奏效，有时还会导致误治、变证而延误病情。

另外，某些疾病或主症的背后还隐藏着另一种疾病或病邪，没有表现出明显的症状，处于较隐蔽的状态，与具有明显症状的疾病或主症有着密切关

系，因此治疗时应注意隐匿的病邪或疾病。

四、辨宏观之证与微观之证，注意其因

所谓宏观之证，是指具有明显症状表现的证候，容易观察到，也容易辨识；而微观之证则相反，由于受条件的限制，或受诊疗水平的限制，不容易发现或辨识，不能找到疾病真正的病因所在。因此，必须把宏观之证与微观之证有机地结合起来，抽丝剥茧，找到症结，求因论治。张磊教授说，各种疾病都有其致病之因，由于人的体质不同和自然气候变化的复杂性，在感受六淫之邪以后，往往出现互见互化的情况。所谓互见，是指同时感受两种以上病邪而发病；所谓互化，是在一定条件之下，可以出现互相转化。所以，在研究外界气候变化与疾病发生的关系时，必须注意到人体的内在因素。内伤也是如此，如"五志"化火、食积化火、饮冷化寒等，都与人的体质有一定关系。可见治病求因重要，求因中之因则更重要。故《素问·至真要大论》说："有者求之，无者求之，盛者责之，虚者责之。"如果"有者"是有邪或有此症状，是宏观之证；"无者"是无邪或无此症状，是微观之证，都要追究其原因。微观还应微到症之最小偏颇处，在治疗上方能丝丝入扣。

五、辨顺逆之证与险恶之证，注意其逆

顺逆之证与险恶之证关乎神。《灵枢·天年》曰："失神者死，得神者生也。"以脉象言，具有冲和之象谓有神，芤、牢、代、疾脉，乃危候之脉；以脉证言，脉证相应是顺证，不相应是逆证；以形证言之，《景岳全书·传忠录·神气存亡论》说："则目光精彩，言语清亮，神思不乱，肌肉不削，气息如常，大小便不脱，若此者，虽其脉有可疑，尚无足虑，以其形之神在也。若目暗睛迷，形羸色败，喘急异常，泄泻不止，或通身大肉已脱，或两手循衣摸床，或无邪而言语失伦，或忽然暴病即沉迷烦躁，昏不知人，或一时卒倒，即眼闭口开，手撒遗尿，若此者，虽其脉无凶候，必死无疑，以其形之神去也。"临证之时，尤要注意其逆。

六、辨正治之证与误治之证，注意其伤

在具体病例的诊疗中，经常会出现反复判断的情况，如首次判断错误，后来又做出正确判断，这一过程可以是对他人所作错误判断的纠正，也可以是医者纠正自己所做的错误判断。这是认识的深化过程，是认识由不正确到正确反映疾病本质的过程，亦是一次判断与反复判断相统一的过程。即使判断正确，亦需反复判断。

张磊教授不仅重视初诊，更重视复诊。他认为，许多疾病，尤其是慢性疾病，很难一药而愈，往往需要较长时间的治疗才能获效。因此，就少不了复诊和多次复诊的情况。他说，初诊重要，复诊更重要，复诊是认识疾病的深化过程。从临床看，复诊患者大致有4种情况：一是有效，二是无效，三是加重，四是出现不良反应。对于有效的患者一般比较好处理，或不再用药，或效不更方，或做些微调，渐治渐佳。对于药后无效的患者，要细审之，往往有以下几种情况：一是辨证用药均无差误，多因为病程长、正气虚、邪气未伏而未效，果如此，应坚持用原方，不要轻易改弦更张，否则会越改越乱。二是首次辨证用药不妥，此时应当机立断，及时纠正。三是有些患者取了多剂药，首服数剂，效果很好，继服效果就不好了，这可能是药应变而未变的（疾病是动态的）缘故。此外，也应注意患者的自身因素，如饮食、起居、情志变化等。对医生来说，要多责之于己。对于药后加重的患者，除用药失当外，常有药性与病性相争较剧，表现病情加重之象，必须区别对待，要慎而重之。对于药后出现不良反应，如呕吐、皮肤瘙痒、腹痛、腹泻等，要查其所因，各得其宜。总之，医生对患者服药后的每个变化，必须认真对待，切不可粗枝大叶，"以遗人夭殃"。因此，在整个治疗过程中，始终要注意"伤"字。

以上是张磊教授治疗内科杂病临证思辨的主要方法，具体到临床，可以用一种方法，也可以两种或多种方法结合使用，圆机活法，不失其宜。勿刻舟求剑，勿胶柱鼓瑟。

第二节　治病求本

本，是本始、根本、由来之意。宇宙间各种各样的现象，都有它的真实本质。与本相对的就是标。所谓标，是指次要和现象而言。一般说来，现象是本质的反映，有什么样的本质就反映出什么样的现象，现象与本质是一致的。然而事物的变化是错综复杂的，往往有现象与本质不一致的情况，这种现象通常叫作假象。从疾病来说，人的个体有差异，病情有兼杂，也往往出现现象与本质不一致的病证。鉴于此，透过现象去认识疾病的本质，是医者的当务之急。所以《素问·阴阳应象大论》说："治病必求于本。"此"本"指阴阳而言。张介宾则阐明其义说："本，致病之原也。人之疾病，或在表，或在里，或为寒，或为热，或感于五运六气，或伤于脏腑经络，皆不外阴阳二气，必有所本。故或本于阴，或本于阳，病变虽多，其本则一。知病所从生，知乱所由起，而直取之，是为得一之道。譬之伐木而引其柢，则千枝万叶莫得弗从矣。倘但知见病治病，而不求其致病之因，则流散无穷。"历代医家，凡技术高明、疗效显著者，莫不遵循这个原则而后然。在中医学里，很早就有这样几句话，即"见痰休治痰，见血休治血，无汗不发汗，有热莫攻热，喘生休耗气，精遗不涩泄，明得个中趣，方是医中杰"。这是治病求本之理，也是治病求本的真知灼见。辨证、立法、用方这三个环节缺一不可，若有一个环节不精不细，就会影响治疗效果。而辨证是其中最重要的一个环节，假若证辨错了，其立法、用方自然也就错了。究而言之，辨证就是求本。

一、求病因之本

各种疾病，都有其致病之因，既有其因，就必须求其因。然而疾病的原因又非常复杂，有因外感六淫而得的，有因内伤七情而得的，有因饮食劳倦而得的，有因外伤而得的，亦有因瘀血痰饮而得的。但痰饮、瘀血并非原始病因，而是脏腑功能失调的病理产物，因痰饮、瘀血能直接或间接地作用于机体的某些脏腑组织，引起各种疾病，所以也称痰饮、瘀血为致病因素，有人说痰饮、瘀血是第二致病因素，也有其一定道理。固然，各种疾病都有其致病之因，但由于人的体质不同和自然气候变化的复杂性，在感受六淫之邪以后，往往出现"互见互化"的情况。所谓互见，是指同时感受两种以上病邪而发病；所谓互化，就是在一定条件之下，可以相互转化。所以，在研究外界气候变化与疾病发生的关系时，必须注意到人体的内在因素。不仅外感是这样，内伤也是如此。如"五志"化火、食积化火、饮冷化寒等，都与人的体质有一定的关系。由此可见，治病求因重要，求因中之因则更为重要。临床上都必须下功夫探求各种致病之因，而后从因施治，方可无误。故《素问·至真要大论》说："有者求之，无者求之，盛者责之，虚者责之。""有者""无者"是指有邪或无邪，有邪者辨其邪，无邪者辨其虚。也有人认为，"有者""无者"，是指有此症状和无此症状而言。有此症状的就要追究其发生的原因。应有此症状而反不发生此症状的，也要追求它不发生的原因。此两种解释虽有不同，但从求因的实质精神来看则是一致的。每一个疾病所出现的症状是错综复杂的，症状所表现的虚实，往往不等于实际的虚实。同时，同一实证和虚证，情况也有所不同。如实证应下者，尚有三承气之别；虚证应补者，亦有气血阴阳之分。如果不研究其盛何以盛，其虚何以虚，就失去了辨证求因的原则要求和实际意义。

1973 年，张磊教授与某老师协同治一湿热为患且较严重的脚气病患者，就是求因而治愈的。该患者，男，57 岁，某化工厂锅炉工人。因劳动后用装过化学漆的铁桶储存的水加温洗澡，第 2 天即感不适，继之右足胫水肿，不数日，整个右下肢肿胀欲裂，疼痛亦较严重。当地医院先诊为过敏，后诊为血栓性静脉炎，曾用过各种抗过敏药物和消炎药物，中药亦曾用过清热解毒、活血化瘀之剂，辗转月余，病势日增，谓非截肢不可。患者不同意手术，乃来郑州就医，经某医院检查，亦谓非截肢不能治。患者仍不同意手术，遂就诊于中医学院。张磊教授同某老师会诊，症见右下肢焮热红肿，肿势很重，小腿和足部发红而紫暗，不能伸屈，舌苔厚腻而黄，舌质紫暗，脉象滑数有力。但体温一直不高，白细胞计数正常。根据患者发病的整个情况来看，乃劳后汗出肌疏，感受水湿之邪而致。由于水湿之邪瘀阻经络，阻滞脉道，郁而化热，郁而致瘀，瘀和热是病之标，湿是病之本，此属湿脚气之重证。即以鸡鸣散加减投之。处方：木瓜 30g，吴茱萸 12g，陈皮 12g，防己 12g，紫苏叶 12g，槟榔 12g，苍术 12g，黄柏 12g，土茯苓 30g，薏苡仁 30g。水煎服。患者服第 1 剂后即觉见效；经加减服至 30 剂后，能下地行走；服 60 剂后，基本恢复正常，欣然返回原单位，继续服中药治疗。随访 3 年，健康如常。在此治疗期间，未用任何西药。

二、求病机之本

病机，是疾病发展变化中最关紧要和最本质的部分。正如张介宾所说："机者，要也，变也，病变所由出也。"所以，中医在审查疾病时，非常重视病机，只要把真正病机找出来了，理、法、方、药的运用必然合拍而恰当，治疗效果也自然显著且显效迅速。诚如唐代王冰所说："得其机要，则动小而功大，用浅而功深。"反之，如果抓不住病机，在治疗上就难免存在盲目性，甚至出现不良后果。故《素问·至真要大论》反复告诫要审查病机，谨守病机。究竟什么是病机呢？举例来说，如《素问》"病机十九条"就是病机的概括，反映出中医辨证的基本方法，把相同的病因出现不同的症状和相近似的症状而病因不同的疾病进行了概括性的归类，以便于同中求异，异中求同，这对于临床辨证，起到了执简驭繁的作用。再如《伤寒论》太阳经证，在治疗上，之所以有麻黄汤、桂枝汤之别，就在于病机不同。前者为表实，后者为表虚，表实和表虚，就是太阳经证中的具体病机，临床上只要把表实和表虚的病机找出来，麻、桂二汤的使用，也就各适其宜了。再从完整的概念来说，病机应包括发病、病因、病位、疾病的性质和传变等方面，可分为具体证候的机理和疾病的总机制，二者是密切相关的，但后者具有普遍指导意义。如阴阳失调、邪正虚实和脏腑、经络、六气等病机，就具有普遍指导意义。兹就此再略述其义。

在正常生理情况下，人体阴阳经常处于相对平衡状态，即《素问·生气通天论》所说的"阴平阳秘，精神乃治"。若因为某种原因，平衡、协调遭到了破坏，即有偏胜的状态出现。有偏胜就有偏衰，偏胜偏衰，就是病理状态。尽管疾病有多种多样，若从阴阳这个原则来分析，总不外乎阴阳的偏胜偏衰。所以，分析疾病首先要分析出阴阳的偏胜偏衰，偏胜偏衰的症状出现，可概括为"阳虚则外寒，阴虚则内热；阳盛则外热，阴盛则内寒"。这种概括，可以说是由博返约、至精至要之言。明于此，乃能触类旁通，探精入微。例如，阴虚证候，就应辨出几种不同情况：一为阴虚而相对的阳盛，此非阳之过盛，乃阴之不足，显得相对的阳盛，在治疗上应采取滋阴以配阳，即"壮水之主，以制阳光"的治法，亦即《素问·至真要大论》所说"诸寒之而热者取之阴"之理，可用六味地黄汤治之，或加桂附以引火归元，导龙入海，若妄用苦寒，则有损阳之弊；一为阴虚而火旺，即既有明显的阴虚，又有明显的阳盛火旺之象，宜用大补阴丸、知柏地黄丸之类以滋阴降火，不如此，则阴难复而火亦难平；一为水涸而火飞，多为温热病后期，真阴大伤，阳失而飞越，病势较重，应急予三甲复脉汤以滋水涵阳，挽救垂危。

总之，疾病的发生，可谓之阴阳失调，但引起失调的原因和失调后的变化是比较复杂的，临床贵于详辨。

1978年张磊教授曾治一阴阳失调的低热患者，男，26岁，干部。自述于1978年6月出现头痛、头晕、低热、四肢无力、失眠、食欲减退、形体瘦弱。经医院检查，均未找出低热原因，后就诊于张磊教授。根据其整体情况及治疗经过，诊为阴阳失调，且属阴阳俱不足，并有阳浮之象。遂以桂枝龙牡汤加味治之。处方：桂枝9g，白芍9g，生龙骨30g，生牡蛎30g，白薇12g，制附子9g，麦冬12g，炙甘草6g，生姜9g，大枣4枚。水煎服。服药6剂，体温由37.3℃降至36.9℃，低热消失，精神、睡眠均转好。由此可见，治病必须审查阴阳的盛衰，以求其本。

三、求病性之本

所谓病性，是指疾病的性质。从大的方面来说，疾病的性质不外乎虚、实、寒、热而已。

虚与实，是体现人体正气与病邪相互斗争消长的病理。所谓实证，主要是指邪气过盛和机体功能亢盛，或机体正气虽伤而未衰，正气积极与邪气抗争，正邪相搏，其势俱盛，在临床上即出现一系列有余、亢盛的证候，如白虎汤证、承气汤证。此即《素问·通评虚实论》所说的"邪气盛则实"；所谓虚证，主要是指正气虚衰，功能衰弱，或正气不足以与邪气抗争，在临床上即出现一系列不足、衰退的证候，如四逆汤证、理中汤证，此即《素问·通评虚实论》所说的"精气夺则虚"。形成实证和虚证，除与人体正气强弱有着重要关系以外，与病因性质和病程长短亦有密切关系。一般来说，外感六淫，或痰、食、血、水的停聚，常为形成实证的因素；阴阳气血不足，常为形成虚证的因素。从病程来说，疾病初期、中期多为实证，疾病后期或久病不愈多为虚证。实际上这与正气受损程度有关。在疾病发展变化过程中，正邪双方在疾病中的地位决定着疾病的虚实性质，同时疾病的转归也取决于正邪斗争的结果，正旺邪衰则病退，邪盛正衰则病进。所以，我们在审查病机时，必须注意到正邪消长情况。由于正邪斗争的消长变化，实证和虚证也不是一成不变的，往往出现虚实互相转化的情况。如实证病程较长或攻伐太过，正气损伤，即由实转虚；虚证日久，治疗失时，正气无力驱邪，常可形成痰、食、水、血结聚的虚实夹杂证候。所以说实证、虚证是相对的，不是绝对的。临床上依据实证和虚证所表现的症状，再加以去粗取精、去伪存真的分析研究，是不难辨认的。

寒与热，是辨别疾病性质的两个纲领，是用以概括机体阴阳偏盛偏衰的两种证候。阳盛是机体脏腑组织器官的兴奋性增高，代谢活动增强的一种反应，可以由于温热外邪侵袭或情志郁而化火所致；阳虚是机体脏腑组织器官的反应性低下，代谢活动减弱，本身生理功能减退的一种反应。阴盛是机体脏腑组织器官的抑制性增高，代谢功能障碍的一种反应，可由于寒湿之邪侵袭，超过人体阳气的温运功能所引起，亦可由阳气虚弱，无力温煦运化阴液所致，前者属实，后者属虚实夹杂；阴虚是机体由于精血、津液等阴液不足，造成阳气相对偏亢，而使机体脏腑组织器官的功能活动虚性亢进的一种反应，即所谓"阴虚生内热"。总之，寒为阴象，热为阳征。热可以由阳盛，亦可由阴虚所致；寒可以由阴盛，也可由阳衰所致。偏盛属实，偏衰属虚。在病变过程中，寒证和热证是可以互相转化的。本属热证，但因日久正气虚衰，阳气不足，可出现虚寒证候；反之，虚寒之证，正气来复，由寒转热，是为病退转愈之兆。辨证之寒热，实际上就是辨阴阳之盛衰。

总之，虚、实、寒、热可以说是疾病性质的四个大方面，临床上能把虚、实、寒、热分辨清楚，治疗就不会有原则性的错误。单纯的虚证、实证、寒证、热证并不难于分辨，难在虚、实、寒、热错杂和真假，虚、实、寒、热孰多孰少，孰主孰次，孰真孰假，往往有似是而非之象，辨之不可不详，不可不慎。

虚、实、寒、热不是空泛的，具体到某个病证上，都有其具体内容。如《伤寒论》阳明腑实证，症见潮热谵语、便秘、腹满而痛、脉沉实等实热之象，据此进一步分析出这是外邪入里化热，与大肠燥热相合，以致津液被耗，燥结成实，成为里热实证，这就是阳明腑实证的性质。临床所见之证，都应当把它的性质找出来，才能明确地制定治疗方针。

1977年张磊教授治愈1例右眼流泪羞明之患，就是按照审查病性的原则进行辨证的。患者，男，15岁，沈丘县人。自述于1977年10月发热，服安乃近而热退，而后不久，右眼发生见光流泪，逐渐加重，既不能见阳光，也不能见灯光，在阴天和灯光之下亦流泪不止。当地医院诊为"角膜炎"，曾用氯霉素眼药、红霉素眼药、泼尼松眼膏等均无效，又用中药40多剂亦无效。于同年12月来郑州就医，经某医院检查为"浅树枝状病毒性角膜炎"，用药亦无效。后就诊于张磊教授。症见右眼泪如雨下，自觉泪水发热，眼胞微肿，不红不痛，视物不昏，舌苔薄黄，脉呈弦象。苔黄、脉弦、泪热，乃系心肝火旺，上走空窍，迫液外出之证。遂疏方与服。处方：荆芥9g，栀子6g，黄芩6g，黄连4.5g，生地黄12g，木贼12g，夏枯草15g，连翘9g，菊花9g，甘草4.5g。水煎服。1978年3月13日复诊，上方服30剂，基本痊愈，唯见强阳光稍有流泪。宗上方去生地黄，加桑叶30g，密蒙花9g，当归9g，白芍12g，川芎3g。水煎服。月余后得悉，患者完全康复。

四、求病位之本

疾病的变化部位，不外乎表、里、上、下。表里是代表病变部位的浅深，提示着病理变化的趋势；上下亦代表病变的部位，体现阴阳气血升降顺逆之机。

表与里，是相对性的概念，表中有表，表中有里，里中有里，里中有表。至于表证与里证的形成，大致有如下三方面因素：①病邪性质与表证和里证的关系。一般来说，六淫之邪首先犯表，形成表证；七情、饮食、劳倦所伤，则病起于里，形成里证。正如《素问·调经论》所说："其生于阳者，得之风雨寒暑；其生于阴者，得之饮食居处，阴阳喜怒。"②正气强弱与表证和里证的关系。如素体虚弱，感邪之后，正气不支，邪易入里，"实则太阳，虚则太阴"，即是此义。③治疗正确与否与表证和里证的关系。这也关系正气的问题。当疾病形成之后，治疗是否得当，直接关乎疾病预后是否良好。假如失治或误治，造成正气损伤，抗邪无力，病邪即由表入里，成为里证。若治疗适当，正气来复，病邪即可去表或由里出表，温病学中的"透营转气"之法，就是这个道理。由于邪正双方斗争的力量不断发生变化，所以表证和里证亦不断有出入的变化。临床上辨别病变表里部位固然重要，而辨别表里出入的趋势尤为重要，因此，必须用动态观念去分析表证和里证。此外，表里同病，以及表里与寒热的关系等，均应注意，不可忽视。

上与下，是代表病变部位的高低。一般来说，在上部出现的症状，是上部病变的反映；在下部出现的症状，是下部病变的反映。然而人体经络相通，升降相因，往往有病在上而反映于下，病在下而反映于上的情况。如肺热叶焦而出现的痿躄，为病位在下而病本在上；肾阴亏虚而出现的眩晕，为病位在上而病本在下。在正常生理情况下，脾主升，胃主降，是人体阴阳气血升降的枢纽。当升则升，当降则降，升中有降，降中有升，二者是相辅相成的。其他各个脏器，无不配合脾胃以完成升降运动。若升降之机失常，就会出现太过、不及等失调现象。不及方面，有升之不及的，如气虚不能上升出现的眩晕、耳聋、目障等；有降之不及的，如肺失清肃出现的喘咳、气逆等。太过方面，有升之太过的，如肝气上逆出现的眩晕、耳鸣等；降之太过的，如肺气清肃过度而致心气被抑出现的心悸、气短等。在升降失调后，还有上不制下的，如中气虚的脱肛，肺气虚的遗尿、小便频数等；有下不制上的，如肾不纳气的喘息气短等。有应升而反降的，如脾失升清而反下降的飧泄病；有应降而反升的，如胃失降浊而反上逆的膜胀等。由此可见，上下与升降是密切相关的，故在临床上，有病在上而取之下，病在下而取之上的。

1978 年张磊教授曾治愈 1 例小便不通患者，主要是遵"病在下取之上"的原则治疗的。患者，女，6 岁半。某日，患者随其小姨看电影，欲解小便，她小姨吓唬她，让她强忍住。由于精神紧张，回家后小便就排不出了，即服中药两剂无效，乃住院治疗，先行导尿，继用针药。但导尿管取出后，仍然不能自主排尿，拍片两张，未发现异常，辗转 10 天之久，而后询方于张磊教授。根据患者当时忍尿的精神状态，乃系肺气壅滞，肝失疏泄，以致升降失常，膀胱气闭，小便不通。遂采取提壶揭盖法治之，以冀"上窍开，下窍泄"之效。处方：麻黄 3g，杏仁 6g，升麻 4.5g，柴胡 3g，白芍 9g，牛膝 9g，甘草 3g。水煎服，并嘱服药后 10 分钟探吐。患者家属先把导尿管拔掉，按法服药，当时小便即通，不再用导尿管。观察数日，乃出院回家。但小便有次多量少之象，尿道不疼痛，尿色不黄。症见面色较淡，脉象乏力。乃改用补气养阴兼疏利之剂与服。处方：生黄芪 15g，生白芍 9g，干地龙 6g，怀牛膝 9g，琥珀粉 1g（冲服），滑石 9g，冬葵子 6g，甘草 3g。水煎服，继服数剂而痊愈。

五、求病体之本

中医学认为，疾病的发生、发展与人的体质往往有密切的关系。由于体质的不同，正气强弱有异，有感邪后立即发病的，也有不立即发病的，有很快就痊愈的，也有延久不愈的。一般肥胖体质，多偏阳虚，多痰多湿；消瘦体质，多偏阴虚，多火多气。阳虚和阴盛之人，感邪后易从寒化；阴虚阳盛之人，感邪后易从热化。还有年龄的不同，发病情况也不同。如儿童为稚阳之体，机体内阳气萌发初升易动，故感邪后易于化热化风；青年气血旺盛，病后多见实证、热证；老年气血亏虚，元气不足，病后多见虚证、寒证。

除注意体质情况与发病的关系之外，还应注意到人的精神状态。人的精神面貌、思想状态，对疾病的发生、发展和预后有很大影响，可以促使病愈，也可以促使病进。例如精神情志受到过度而强烈的刺激，可使人眠食俱减，形体衰弱，此即所谓"因郁致病"，所以，医务人员在治疗因精神因素而引起的疾病时，必须首先仔细地做好患者的思想工作，充分调动患者的积极性，从而使患者树立战胜疾病的信心，否则，单纯的药物治疗，效果是不会好的。正如《类证治裁》所说："若不能怡情放怀，至积郁成劳，草木无能为挽矣。岂可借合欢捐忿，萱草忘忧也哉？"

也可能有人这样问，中医治病不像西医那样诊断具体，况且方药又很不一致，为什么能获得疗效呢？这就是中医辨证论治和因人制宜的结果。如果只见病不见人，不根据体质的情况，特别是在病变过程中人的正气盛衰消长的情况，单纯地见病治病，是不能获得满意疗效的，甚至会导致不良的后果。

在一定意义上来讲，人体在患病以后，正气存在着不同程度的虚弱情况。从《伤寒论》112 方中所用 93 味药来看，用炙甘草者 70 方，用大枣者 40 方，用附子者 23 方，用人参者 22 方，这说明仲景在治疗指导思想上，以固正气为本。当然也并不是说每个病每个方都要加上扶正药物，而是说时时要考虑到人体的正气情况，方可立于不败之地。

1979 年张磊教授曾用加味补中益气汤治愈 1 例感冒发热患者，就是从体质因素考虑施治的。患者，女，50 岁，干部。素体气虚，容易感冒，每次感冒需服补元之剂而愈。此次感冒，系风热为患，投以辛凉解表之剂而愈。但初愈之后即上班工作，又复感寒，发热不退，每天体温 38℃左右，下午较重，夜间心烦少寐，背恶寒明显，缠绵 20 余天不愈。张磊教授曾投清解和和解之剂均无效。细审此证，仍为气虚感冒，遂用补中益气汤加味治之。处方：党参 15g，黄芪 30g，炒白术 9g，当归 9g，陈皮 6g，升麻 3g，柴胡 3g，青蒿 9g，鳖甲 30g，白薇 9g，夜交藤 30g，合欢皮 12g，炙甘草 6g，生姜 3 片，大枣 3 枚。水煎服。上方服 1 剂半，热即退，能下床活动，唯觉夜间尚有烘热之象。原方加白芍 30g，继服数剂而痊愈。

第三节　临证八法

　　杂病，又称杂症，通常指外感病以外的内科疾病。历代医家对杂病也有些说法。如尤怡曰："《金匮要略》者，汉张仲景所著，为医方之祖，而治杂病之宗也。"徐忠可曰："《金匮要略》，即所谓金匮玉函也，为后世杂症方书之祖。"沈金鳌曰："人之为病，或感七情，或感六淫，皮毛肌肉，经络脏腑，受其邪即成病，而医之发于皮毛肌肉经络脏腑之间，固曰杂也。杂者表里易蒙，寒热易混，虚实易淆，阴阳易蔽，纷形错出，似是实非。"可见，杂病具有寒热虚实夹杂之义。由于临床上有些疾病比较复杂，比较难治，一时还弄不清楚，故有人称为疑难杂病。张磊教授一直从事内科杂病的治疗，也深感其杂其难，同时也积累了点滴经验，总结出治疗八法，兹介绍给大家，以供参考。

一、轻清法

　　主要用于因风热之邪伤于头部的疾患，如头痛、头懵、头晕、耳鸣、眼胀、鼻塞、鼻流浊涕等病。从机体部位来说，头为诸阳之会，清阳之府。从病邪性质来说，风为阳邪，其性轻扬，易犯人之高颠。热亦为阳邪，其性炎上，亦易伤人之高颠。《素问·太阴阳明论》曰："阳受风气伤于风者，上先受之。"此之谓也。故此，人之头部疾患，热证多而寒证少，实证多而虚证少。轻清法即基于此而设。采用轻清上浮而又凉散的药物，以从其阳也，以祛除病邪。只要把握住，凡是因风热（火）而致的头部诸多疾患，皆可治之，尤其在春季发生的头部疾患（春病在头），用此法治之，收效较好。处方：谷精草 30g，青葙子 15g，决明子 10g，薄荷 10g（后下），菊花 10g（后下），蝉蜕 6g，酒黄芩 10g，蔓荆子 10g，生甘草 6g。水煎服，每日 1 剂，早晚各服 1 次，饭后服。目珠胀者加夏枯草，头昏重者加荷叶，头痛重者加川芎，头晕重者加钩藤，鼻塞者加苍耳子、辛夷，便秘者重用决明子，阴伤者加玄参，阳亢者加生石决明，等等。

二、涤浊法

在内科杂病中浊阻之证较为多见，根据《素问·汤液醪醴论》"去菀陈莝……疏涤五脏"之旨，立涤浊之法，分以下几方。

1.浊邪阻肺，肺失清肃方 苇根30g，冬瓜仁30g，生薏苡仁30g，桃仁10g，桔梗15g，黄芩10g，海浮石30g（包煎），炒葶苈子15g（包煎），炒紫苏子3g，麻黄3g，生甘草6g，大枣5枚（切开）。水煎服，每日1剂，早晚各服1次。适用于浊邪阻肺，咳喘、肺胀、肺癌等病证。

2.浊邪中阻，脾失其运方 苇根30g，冬瓜仁30g，生薏苡仁30g，桃仁10g，制半夏10g，陈皮10g，茯苓12g，泽泻10g，炒苍术15g，炒神曲10g，栀子10g，生甘草6g。水煎服，每日1剂，早晚各服1次。用于肥甘厚味过度，体胖困倦，舌苔黄腻或白腻，血脂高，有糖尿病、高血压倾向者。

3.肝热脾湿，浊邪积着方 苇根30g，冬瓜仁30g，生薏苡仁30g，桃仁10g，鳖甲30g（包煎），郁金15g，醋延胡索15g，败酱草30g，生麦芽20g，炮穿山甲（代用品）10g（包煎），浙贝母10g，夏枯草15g，茵陈30g，大黄6g（后下），生甘草6g。水煎服，每日1剂，早晚各服1次。方中鳖甲、穿山甲（代用品），价较昂贵，可以皂角刺、川芎、三棱代之。用于慢性肝病患者，右胁不适或疼痛，腹胀，小便黄，大便或溏或干，肝转氨酶异常、脾大等。

4.浊在下焦，膀胱失利方 白茅根30g，冬瓜仁30g，生薏苡仁30g，桃仁10g，连翘10g，赤小豆30g，滑石30g（包煎），怀牛膝10g，干地龙10g，琥珀粉3g（冲服），冬葵子15g，茯苓10g，生甘草6g。水煎服，每日1剂，早晚各服1次。用于浊在下焦，久而不去，小便黄浊不利，小腹不适或会阴胀疼等。

以上病虽不同，方各有异，但病的要点在"浊"字，方的要点在"涤"字。一是证的着眼点，二是方的着眼点，只要抓住这两点，方药随症加减变化，缓缓图之，自能见效。当然也不可忽视正气虚这一点。神而明之，存乎其人。

三、疏利法

疏是疏导，有分陈治理之义；利是通利，有运行排遣之义。此法常用于水湿失于输化，出现全身郁（瘀）胀，似肿非肿的经络证候。此病一般病程较长，时轻时重，检验无异常发现，尿量正常，有的小便次数少，服西药利尿剂可减轻，但停药即复如故。宜用疏利法治之。

1. 疏补相兼方 炒苍术10g，炒白术10g，茯苓10g，猪苓10g，青皮6g，陈皮6g，炒枳壳6g，炒枳实6g，泽泻10g，木瓜30g，生薏苡仁30g，赤小豆30g，滑石15g（包煎），生甘草3g。水煎服，每日1剂，早晚各服1次。用于经络气滞，运行不畅而致全身郁胀，无腹胀，无尿少。

2. 疏利通络方 木瓜30g，威灵仙10g，白芍10g，桂枝10g，忍冬藤30g，丝瓜络30g，通草6g，制香附10g，生薏苡仁30g，羌活3g，独活3g，防风3g，生甘草3g。水煎服，每日1剂，早晚各服1次。方中多为行气通络之品，且桂枝与白芍有调和营卫的作用。羌、独、防既能胜湿，又能畅通腠理。如此，则气行络通、营卫调和、腠理畅达，而郁胀自消。

3. 化痰通络方 清半夏10g，陈皮10g，茯苓30g，炒枳实10g，竹茹10g，泽泻15g，丝瓜络30g，忍冬藤30g，生甘草6g。水煎服，每日1剂，早晚各服1次。用于痰湿热瘀阻，经络湮瘀，水液失于输布，成为郁胀，有水肿之象者。此方为温胆汤加味而成，妙在重用茯苓，既能益脾又能渗湿，使水湿之气即刻消去。忍冬藤清热通络，丝瓜络凉血行血通络，二者伍用，能使经络中湮瘀之邪，荡然无存。

4. 疏肝健脾利湿通络方 柴胡10g，白芍10g，当归10g，炒白术10g，茯苓30g，薄荷3g（后下），制香附15g，木瓜30g，生薏苡仁30g，生甘草3g。水煎服，每日1剂，早晚各服1次。用于肝郁脾虚，气机阻滞，水湿失运的郁胀证。多见于女性患者，颜面下肢浮肿，经前乳房胀，急躁易怒等。此方为逍遥散重用茯苓复加木瓜、薏苡仁、香附而成。使肝气得畅，脾气得运，水湿得行，而瘀肿自消。方的着眼点是疏达肝气。

5. 化瘀通络方 酒桑枝30g，丝瓜络30g，姜黄6g，木瓜30g，生薏苡仁 30g，通草 6g，制南星 10g，橘络 10g，鸡血藤 30g，当归 10g。用于水湿停滞，泛溢肌肤，夹痰夹瘀，经络不通而致郁胀证。方中药味多为宣通之品，宣可去壅，通可行滞，尤其南星伍橘络，善去经络中之风痰，姜黄为行血利气之药，具通利经脉之功。本方对于无明显脾肾虚之象，偏于经脉瘀阻者，用之较为合适。

以上几方，均为基本方，临床根据病情，可灵活加减药味及增减用量，既不失其原则，又切合病情，能充分体现中医辨证用药的精妙，方为至善。

四、达郁法

郁证是临床最常见的病证。多因郁结病滞、凝结不通所致。外感六淫、内伤七情、饮食失当、感受疫疠之邪等，皆能生郁。张磊教授根据《素问·六元正纪大论》"木郁达之，土郁夺之，火郁发之"之理而立方。

达郁汤方　柴胡 10g，白芍 10g，炒枳实 10g，炒苍术 10g，制香附 10g，草果 6g，黄芩 10g，栀子 6g，蒲公英 15g，防风 3g，羌活 3g，生甘草 6g。水煎服，每日 1 剂，早晚各服 1 次。用于脏腑气郁，寒热交杂之证。症见腹胀，胁痛，纳呆，肠鸣，口苦，口黏，大便或干或溏，小便黄，舌苔薄腻或厚腻黄，脉象沉滞或弦滑等。方以柴胡、苍术为君，以疏木土之郁，臣以香附、草果，助君药之用。郁则气必滞，佐以枳实以理气。郁久必生热，佐以栀子、黄芩、蒲公英以清热。木土壅郁，乱于腹内，故又佐以少量羌活、防风既祛湿邪之胜，又可鼓荡气之所滞。白芍既可柔肝又可护阴，甘草调和诸药用以为使。若口渴加知母；心烦加竹叶、灯心草；纳差加炒麦芽、炒神曲；便干加决明子；便溏加白术、白扁豆，去栀子；恶心加制半夏、陈皮。

本方化裁于四逆散、达原饮、越鞠丸，重心在肝脾，肝脾之郁得解，则邪去正安，脏和气顺。然而，达郁汤虽能解郁，但不能治疗所有郁证。郁证临床多见，在治疗疾病时应心存一个"郁"字，要注重"达郁"一法，郁要以开为先。

五、运通法

腑气不通，脾气失运之证，较为多见，常有腹胀、纳呆、食少、嗳气、大便不畅、舌苔白厚等症状，脉多呈急缓或沉滞，治疗此证，以运通为法。

运通汤方 槟榔10g，炒二丑6g，草豆蔻6g，白豆蔻6g（后下），砂仁6g，茯苓10g，炒麦芽15g，炒神曲10g，炒山楂15g。水煎服，每日1剂，早晚各服1次。可加生姜、大枣为引。有热加黄芩，中寒胃痛气上逆者加丁香。本方根据"腑以通为顺""脾以运为健"之理而立。方以槟榔、二丑，同可行滞为君；以蔻仁、砂仁醒脾畅中为臣；以茯苓健脾渗湿，以山楂、神曲消运化滞为佐。诸药合用，共奏运通之效。凡水、湿、食、气停滞之轻证，皆可以此方加减治之。亦是脏腑同治之法。

六、灵动法

临床上，有许多内科病宜轻而取之，若用重剂会适得其反，遇此类病证，用有轻灵、灵利之性的方药进行治疗，效果较好，张磊教授则名其曰灵动法。一般说，此法适宜于小虚小实之证，具有药味少、分量轻，或药味虽多而分量很轻的特点。如胃气虚弱、又不耐药的患者，出现纳少、胃胀、嗳气、喜暖恶寒、舌质偏淡苔薄白、脉弱等，常用轻量香砂六君子汤加味，往往能取得很好的疗效。若药过于病，则有"治胃反伤胃"之弊。药虽轻，但颇有灵动的作用，缓缓图之，渐治渐佳，属于"王道"用药。再如外邪袭肺较轻的咳嗽，视其风寒、风热不同，亦宜用灵动法治之，一是因为病邪较轻，无须重剂；二是新感咳嗽，用药宜动不宜静，否则不利于外邪外出。

推而广之，灵动法的应用比较广泛，凡用药要避免呆滞、死板，尽力做到轻灵简当。例如养阴忌纯用黏腻之品，清热忌尽用苦寒之味。前者久用易阻滞气机碍胃，后者久用易损伤阳气，并有凉遏之虞。如此等等，当在悟中，因此法应用较宽，难以一方括之。法从证来，方自法出，有了法，就自然有方了，故未立方。

七、燮理法

燮是和、理、调之意。在治疗内科杂病中，经常遇到阴阳、气血、脏腑功能失调等病证。这类患者，一般病程较长，病情不甚严重，用其他方法治疗又不太合适，张磊教授常用燮理法治之，往往效果较好。这既是一种治疗方法，也是一种指导思想，只要心存这种方法，燮理法的运用就活了、多了。例如阴阳失调患者，要析其失调的具体状态，是属偏胜偏衰，是属失交失恋，还是属失平失秘，等等。只有紧扣其病机，进行燮理，方为妥善。用山车汤（经验方）治疗慢性泄泻，也属于燮理。此方深及一阴一阳之理，用之得当，效果明显。其方药为生山楂 15g，炒山楂 15g，牛车前子 15g（包煎），炒车前子 15g（包煎），每日 1 剂，早晚各服 1 次，依据病情，常加入羌活 3g，独活 3g。有腹痛欲便，便后痛止者，加入痛泻要方；内有积热者，加入葛根芩连汤；偏脾虚者，加入炒山药 15g，生山药 15g，此二药生熟并用，亦是燮理阴阳之义。张磊教授常用二加龙骨汤加味，治疗阴阳失调的低热，效果也很好，其方为制附子、白芍、生龙骨、生牡蛎、白薇、炙甘草、生姜、大枣。清代陈修园赞二加龙骨汤"探造化阴阳之妙，用之得法，效如桴鼓"。此方原本主治虚劳不足，男子失精，女子梦交，吐血，下利清谷，浮热汗出，夜不成寐等证。

燮理法是非常好的一种方法，只要掌握其要领，自能圆机活法，左右逢源，曲尽其妙。

八、固元法

此法多用于久病，或正气内夺，或正虚似邪之证。虚证是多种多样的，兹不赘述。但在虚证中要注意元气之虚。元气是人身之根本，元气旺则身健寿承，元气虚则易罹疾患，且又缠绵难愈，往往出现正虚似邪之象，若以外邪治之，非也。常用菟丝子、补骨脂、淫羊藿、山茱萸、枸杞子、人参等味培补元气，效果较好，用于治疗一般元气虚弱之证。若元气大虚或暴脱，当寻回元挽危之方药，不可不知，不可不慎。

以上八法依据病情，可单用，可合用，可交替用，贵在一个"活"字。

第四节　治杂六法

一、以常治杂

内科杂病，病种虽多，病情虽杂，以其性质来说，不外乎寒热虚实；从其部位来讲，不外乎表里上下。因此，在治疗上，也不外乎寒者热之、虚者补之、实者泄之等大法，但运用好这些常法，也绝非易事。作为医者，应以仲景先师《伤寒杂病论》原序之言为戒，若不"留神医药，精究方术"；若不"思求经旨，以演其所知"；若不"勤求古训，博采众方"，何以能意其疾？又何以能称为"上工"？

医者在治疗每个疾病时，都离不开辨证、立法、遣方、用药这几个方面，其中辨证是前提，是关键。假若辨证有误，其他方面也就随之而误了。故此每治一病，要在辨证上下功夫。辨证固然重要，而立法、遣方、用药也不可忽视。辨证虽对，而立法、遣方、用药失当、失精、失巧，也会直接影响疗效。医者除及时学习当今新的经验外，还要认真深研经典，博览历代医家著作，这都是宝库中的瑰宝，取之不尽，用之不竭。

张磊教授曾治一患者，即是依据古人理论而获效的。患者赵某，女，36岁，农民，郑州某酒厂工人家属。近两年来面部皮肤渐变灰黑，口苦，多梦，月经量少，手足心热，全身疲乏无力，步行 1km 就颇感艰难，多方治疗无效。诊见舌苔淡黄，脉象细数。询其由，乃因生气所得。此为肝肾郁火，阻孙络之候，遂以六味地黄丸加味治之。药用生地黄 15g，山萸肉 12g，生山药 12g，泽泻 9g，牡丹皮 9g，茯苓 12g，柴胡 9g，白芍 12g，炒白术 9g，玄参 9g，地骨皮 15g，红花 9g，甘草 5g。连服 20 剂，面色灰黑大为减退，口苦、手足心热、疲乏无力等症均消失，步行 4km 来就诊，也不觉疲劳。宗上方略为加减：熟地黄 18g，山萸肉 12g，生山药 24g，泽泻 6g，牡丹皮 9g，茯苓 9g，柴胡

9g，白芍 12g，当归 9g，红花 9g。患者欣然携方返里续服。

“面尘”始见于《灵枢·经脉》，曰：“肝足厥阴之脉……是动则病……甚则嗌干，面尘脱色。”又曰：“肾足少阴之脉……是动则病饥不欲食，面如漆柴。”可见面尘病与肝肾有关。六味地黄丸加柴芍等味，既能清肝肾之郁火，又能散孙络之瘀滞，火清而瘀散，则面尘自去。此病治疗，是受 1976 年第三期《新中医》的启发。

二、以奇治杂

内科杂病多疑难，也多怪异。《素问·奇病论》中的“奇病”，实际上也就是现在所说的疑难杂症。由于内科杂病多较奇特，其症状表现也常稀奇古怪，遇此病以常法之外的方法治之，多获良效。

本章第二节“四、求病位之本”部分所介绍的 1978 年张磊教授遵“病在下取之上”原则治愈 1 例小便不通患者即为“以奇治杂”的突出案例。

又如 1975 年治愈 1 例血管神经性水肿病，也是采用奇治法。患者张某，男，31 岁，农民。3 年来全身不能触碰。触碰某处，某处即浮肿，约数分钟后消失。平时担水则肩肿，走路用力过重则脚肿，生气时怒打小孩则手肿，在打谷场上看鸡子，跑快了脚也肿，因此不能参加体力劳动。去过多家医院，用过多种抗过敏药物及其他药物，均无效果。就诊时在他皮肤上轻轻划一下，该处立即肿起，与他握一下手，手也立即肿起来，饮食、睡眠、二便均正常，西医诊为“血管神经性水肿”。我则诊为营卫不和，三焦气化不调证，遂以桂枝汤合小柴胡汤加丹参、葛根、徐长卿、生龙骨、生牡蛎等药，连服 20 剂而病愈，恢复体力劳动。

以奇治奇，有独出心裁，以奇制胜之意。但也绝非无理论、无依据、无辨证的乱施奇法。说是奇法，实际上仍是辨证论治的结果，只不过是治疗方法不同于一般而已。

三、以杂治杂

鉴于内科杂病，病因多杂，内脏功能失调多杂，一个病人身上，往往有多种疾病、多种病因，寒热虚实夹杂者有之，多脏多腑为病者有之，阴阳气血逆乱者有之，旧病加新病者也有之，如此等等，不一而足。因此，在治疗上既要抓住主要矛盾，又要从实际情况出发，防止头痛医头，脚痛医脚，在客观上不允许单打治疗的情况下，往往寒热并用，攻补兼施，表里同治。从《伤寒论》和《金匮要略》治法来看，《金匮要略》所用之方药比《伤寒论》所用之方药就复杂得多，这与杂病比伤寒复杂有关。杂不是杂乱无章的杂，而是阵容庞大，或寒热攻补同用，但又组织严谨，主辅协调，针对性强，此非医理透彻，经验纯熟，是不可能运用好这一方法的。究竟如何杂法，杂到什么程度，只能是医者去心悟而使其巧了。

杂法是临床经常使用的，只要用之合理得当，的确效果不错，切勿杂而不用。当代已故著名中医岳美中曾用《备急千金要方》耆婆万病丸治愈 1 例女性小腹膨脖证，耆婆万病丸就是一个比较杂的方子。耆婆万病丸主治癥块，五脏滞气，积聚壅闭，心腹胀满等证。岳美中在用诸多方法无效后，才选用此方。服药两个月，腹围完全正常，服药期间，大便只有些溏薄，小便正常，从未见有下血块及排气或脓样物。按原服法要求，常以微溏利为度。若吐利不止，即以酢（醋）饮两三口止之。清代张璐对此方有比较详细的分析，并曰："凡系实证，便可谅用，不必拘以方剂等治也。余尝用治十年二十年痼疾，如伏痰悬饮，当背恶寒，无不神应；肢体沉重，腰腿酸痛，服之即捷；而坚积癥块，虽未全瘳，势亦大减，惜乎世罕用耳。"（《岳美中医案集》，人民卫生出版社 1978 年版）。

鉴于诸多原因，张磊教授至今未能使用此方。通过此例，可以进一步说明以杂治杂的意义。医者在临床上遇到一些治疗效果不好的疑难杂症，也不妨从宝库中去搜寻一下有效方药，岳美中用此方，就是在"我固辞乏术再治"的情况下广查医籍，才获得此方的。

四、以简治杂

内科杂病，有些病固然复杂，但绝非一概使用复杂之方去治疗，更多的则是执简以驭繁，澄源以清流，主要矛盾解决了，次要矛盾也就迎刃而解了。

治病求本，是医者必须遵守的原则。张磊教授曾治一老年女性患者，集冠心病、糖尿病、高血压、关节炎、白内障、膀胱炎等病于一身，异常痛苦，通过辨证，从瘀（郁）为主进行治疗，结果痛苦减轻。

内科杂病，病情多复杂，病情多绵长，治疗也往往棘手，除注意多虚、多瘀、多郁、多痰外，还必须注意脾胃的调理。《慎斋遗书》曰："病不愈，必寻到脾胃之中，方无一失。何以言之，留一伤，四脏皆无生气，故疾病日多矣。万物从土而生，亦从土而归，补肾不若补脾，此之谓也。治病不愈，寻到脾胃而愈者甚多。"治肝病白球比例倒置者，多从脾胃着手治疗，效果较好，此正是"治肝不应，求之阴阳"之理也。所以说在治疗内科杂病中，不可忽视脾胃这一重要方面。临床上常有心病从脾胃治，肝病从脾胃治，肾病从脾胃治。正如清代黄宫绣曰："土有长养万物之能，脾有安和脏腑之德。"又曰："脾气安和，则百病不生；脾土缺陷，则诸病丛起。"脾胃往往统称，二者关系非常密切，但在属性上、功能上又当区分，当遇到脾胃病时，一定要求其性之所伤。

五、以守治杂

守，是坚持、遵守之意。慢性疾病虽然比较复杂，但相对来说，病情比较稳定，因此，在确定治疗原则和方药无误以后，应当守方以治之，如若不然，今天一变，明天一变，变来变去，不仅乱了病证，也乱了自己，本来是对的，会越变越错，这是医者之大忌。有些病，病程较长，缓缓图之，自有效果，这也正是"王道无近功"之意。

所谓守，是守其则，守其法，守其方，但绝非一味药不变和分量都不变的死守，若是这样，就难免有"胶柱鼓瑟"之嫌了。

六、以变治杂

除上面所说的守法之外，更多的则是变法，因为疾病是动态的，尤其在治疗后，其动态更为明显，包括有效、无效和加重。因此，在治疗上要以变应变，做到证变治亦变。证变应审出是质变还是量变，一般说质变比较明显，易于辨出，量变则比较细小，往往易于忽略。医贵能及时把握住这些细小的变化及其发展变化的趋向和转归，便于及时调整治法，变换方药，以期达到最佳用药。

第五节　论辨证立法与遣方用药

对中医师来说，从诊病开始到用药终了，时间虽然不长，但却是一个系统工程。这个工程就是辨证、立法、遣方和用药。这四个方面，直接关系治疗效果的好坏，四者环环相扣，缺一不可。就其重要性而言，辨证最为关键。假如证辨错了，其他三个方面也必然随之而误。因此，在辨证上必须细心认真，要下功夫。然而立法、遣方、用药三个方面也不可忽视。即使辨证准确，若立法、遣方、用药有一个方面失妥欠当，也会直接影响疗效。兹就辨证、立法、遣方、用药，作简要论述。

1. 辨证　是比较难的一个方面，因为疾病千变万化，往往寒热夹杂，虚实并见，真假异象，尤其内科杂病更是如此。因此，在辨证上一定要求其本，穷其末，根据病证的具体情况，或求其病因之本，或求其病机之本，或求其病性之本，或求其病位之本，或求其病体之本等。病本既明，治必无差。要想把病证辨得清楚，除细心、认真外，还必须有深厚的理论基础，掌握辨证大法。如六经辨证、经络辨证、气血津液辨证等，皆必了然于心，方能各施其用，左右逢源。如果在这些方面知之甚少，根底较浅，再加上实践经验缺乏，要想把证辨好，也是比较难的。由此可见，辨证实际上是理论和实践经验相结合的运用。清代林佩琴说："治病之难，在于识病，而识病之难，在于辨证。"诚然，临床上对于一些比较复杂的病证，往往不可能一下子就辨得十分准确，还有待于复诊时再认识。可以说，复诊过程是对疾病认识的深化过程，关键问题是医生是否具备再认识的能力。对医生来说，在初诊时就应力求把疾病辨得清清楚楚。辨证是中医的一大特色，只有按照中医理论的思维方法进行辨证，才能充分体现出中医的特色。用现代仪器检查疾病获得的结果，对中医辨证是有帮助的，但绝不能完全按照检查结果去指导用药。如慢性胃炎、肠炎、肝炎、肾炎等，中医不一定按炎症去治疗，否则可能不会得到好的治疗效果，甚至适得其反。这是中医与西医的不同之处。

2. 立法　是在辨证之后所确立的一种治疗法则，是针对所治疗的某个疾病而言的。证有种种，立法也必然有种种，但立法必须与辨证相一致，切不可认为立法无关紧要，随心所欲用药。如太阳表证不按表虚表实立法，阳明里证不按清法下法立法，少阳半表半里证不按和解立法，其治疗效果肯定是不会好的。前人为了更好地治疗疾病，确立了不少治疗法则。如《素问·至真要大论》说："寒者热之，热者寒之，微者逆之，甚者从之，坚者削之，客者除之，劳者温之，结者散之……"清代程钟龄把治病方法归纳为汗、吐、下、和、温、清、补、消八法，但法中有法，"一法之中，八法备焉，八法之中，百法备焉"。我们在治疗疾病的具体立法中，在这些大法的基础上，结合实际情况，自然法中有法，各得其宜，曲尽其妙。

3. 遣方　是治疗疾病必须要开出的药方。按照立法原则，由多少不等的药味所组成，通过周密组方，药物可以更好地发挥其作用。根据病证不同，所用的方子也各有不同。金代成无己《伤寒明理论》根据方剂组成的不同，归纳为大、小、缓、急、奇、偶、复七方，但成氏对"七方"内容未作论述。金代张从正《儒门事亲》对"七方"作了比较明确的阐述。正如他所说："方有七，剂有十，旧矣。虽有说者，辨其名而已，敢申昔人已创之意而为之订。""七方"是在《黄帝内经》基础上形成的，直到现在仍有重要指导价值，是组方不可缺少的原则。医生组方，若失去遵循原则，君臣佐使不明，不按规矩，其方很易成为乌合之众。医生用方不外乎已有的成方和个人临证组方。成方可分为经方、时方两大类。经方数量不大，其识见高明，用意深远，奥妙难穷，只要用之得当，效如桴鼓。"能起大病者经方也"，此说不虚。

张磊教授在1975年曾治刘某，男，40岁，患急性黄疸型肝炎，当即住某医院治疗，黄疸逐渐消退。但在黄疸消退期间出现冷热交替，每隔3～5天发作一次，而且均在下午发作，先冷后热，体温39～40℃，持续两小时左右，汗出热退。该院始认为是输液反应，后又疑为疟疾，多次化验未查到疟原虫，亦曾按疟疾治疗无效，如此时近 3 个月，甚感疲惫。后经他人介绍，就诊于张磊教授。脉弦略数，舌苔薄白，遂疏小柴胡汤合桂枝汤，3 剂而愈。处方：桂枝 9g，白芍 9g，柴胡 9g，黄芩 9g，清半夏 9g，党参 9g，甘草 6g，生姜 3 片，大枣 3 枚。此为邪在太、少二经，为经气不和之候。故用小柴胡汤以和解少阳，桂枝汤以调和营卫，3 个月之疾，竟起于 3 日，岂不速乎。

又如 1996 年 5 月，张磊教授治王某，男，63 岁，大便 23 日未行，亦是用经方加减获效的。该患者以脑出血左侧肢体偏瘫住入某医院高干病房，经治疗病情好转，但出现腹胀、大便不通，已 20 天，每日尚在输液。该院同意请中医会诊。症见腹胀大，其状如鼓，不但大便 20 日未行，小便亦不畅通，赖导尿管排尿。脉数有力，舌苔黄中带黑，厚布于舌，干燥，舌质暗红，面呈肿浮之象，异常痛苦。当以下法治之。药用大黄 30g，厚朴 15g，枳实 15g，炒莱菔子 30g。服 1 剂大便未下，但觉腹胀稍轻。张磊教授思大黄用至 30g，如何大便不下？鉴于腹胀较重，遂改用清半夏 15g，党参 10g，黄芩 10g，黄连 6g，干姜 10g，香橼 10g，甘草 6g。服完 1 剂后，腹中转气，有大便欲下之感。照上方加茯苓 30g，泽泻 15g。服完 1 剂后，大便泻下甚多，患者称约有 1 盆，先是干粪块，后是污秽物，1 天泻下 9 次，已 23 日未通的大便得以尽出，患者顿觉如释重负，小便亦随之通畅，脉转平静，苔亦减退，面亦无肿浮之象，饮食大增。细观此证，乃气、水、糟粕互结之候。后方为半夏泻心汤加香橼、茯苓、泽泻，意在辛开苦降，既能行其气，又能行其水，水气行则糟粕乃下，小便得通。

时方内容更为丰富，使用面更宽，疗效亦较显著，是中医治疗的发展，不再举其治例。

张磊教授认为多读方书，多记些方，既可便于临床应用，又是自己组方的基础，多多益善。证与方相符者则用其全方，证与方不完全相符者则加减用其方，务求与病相合。清代吴仪洛在《成方切用》中说："病有标本先后，治有缓急逆从，医贵通变，药在合宜，苟执一定之方，以应无穷之证，未免虚虚实实，损不足而益有余，反致杀人者多矣，用方之切于病，岂易易哉。"清代汪讱庵在《医方集解》中也说："庸医浅术，视之懵如，乃拘执死方以治活病，其不至于误世殃人者几希矣。"吴、汪之言，绝不是不要成方，而是说如何活用其方。诚然，在临床上根据病证情况，自己组方还比较多，但必须在多读方书的基础上，才能组好自己的药方。

4. 用药　与遣方二者的关系最为密切。辨证的落脚点是用药。药用得当与不当，直接关系疗效的好坏。譬如作战，即使战略战术正确，但兵不精或用兵不当，也是难以取胜的。要想把药用好，须注意以下几个方面：

（1）要熟悉每味药物的性能　中药品种较多，其性味功能也各不同，很多药物性能并不单纯。如玄参既能清火解毒，又能养阴生津；鳖甲既能滋阴清热，又能软坚散结；牛膝既能补肝肾、强筋骨，又能行血散瘀、引药下行；砂仁既能行气调中、醒脾开胃，又能引气归肾；远志既能安神疗忘，又能治疮疡肿毒。张磊教授在从师学习时，有一肠痈患者，师在用大黄牡丹皮汤和薏苡附子败酱散变方时加入远志30g，效果特别好。以后我在治疗肠痈时也用远志30g，后在治疗肝痈时也用远志30g，效果均好。由此可见，只有对药物性能了解清楚，才能用其所长，攻无不克，战无不胜。

（2）要掌握药物用量的分寸　该用大量而不用大量，为药疲于病；不该用大量而用大量，为药过于病。过与不及，同属于失，甚至遗人夭殃。在一定程度上说，做到用量恰当是很不容易的，医学造诣不深，是难以恰到好处的。

（3）要明确处方中药与药物用量的比例　在一个处方中，有些药可用至30g或更多，有些药则用数克或更少。有的必须等量使用，如当归补血汤中的黄芪与当归，阳和汤中的熟地黄与麻黄，桂枝汤中的桂枝与白芍，如此等等。只有严格按照药物的用量比例，才能获得好的治疗效果。同时根据病证新久不同，用量也很有讲究。如久咳还须佐用汗透，深痹也须伍用祛风，但分量要轻，否则有开门引盗之误。那些不因人、因病、因时、因地制宜，盲目认为药量大能治病，是不全面的。究竟何药用大量，何药用小量，大到什么程度，小到什么程度，在于医者据情而定。

（4）要注意药物的炮制　同是一味药物，生用与熟用，其功效是不同的。例如，大黄生用则泻力大，炒炭则泻力小并能止血；干姜生用则温中散寒，炒炭则能温经止血；红花生用则活血散瘀，炒炭则散瘀止血。张磊教授治疗妇女月经过多并夹血块较多者，在辨证用药的前提下，往往用少量红花炭、大黄炭、牡丹皮炭，既能散瘀，又能止血，也可谓攻中寓补。此外，根据病证不同，也需炒用其药。如叶天士治某肝病，生地黄炒用，菊花炭用，是符合《金匮要略》"夫肝之病，补用酸，助用焦苦"之理的。其他如油、盐、醋、蜜、糖、酒等，也是制药必用。药物的炮制是目前许多药房中的薄弱环节，张磊教授认为中药房应设立炮制小灶，方能满足需要。这个特色，应予重视。

（5）要留神鲜药的使用 有些药鲜用比干用好，如白茅根、芦根、竹叶、石斛、车前草等生用为佳，但限于季节和地域的关系，又不可能尽能鲜用，在条件允许的情况下，能生用则生用。前人也很重视鲜药的使用，四生丸即是其例。

总之，辨证、立法、遣方和用药，内涵非常丰富，虽为老调，却有必要重弹。

第六节　运用活血祛瘀法的体会

血是营养人体的重要物质，既不能缺少，也不能妄行，更不能瘀滞。如果由于某种原因而致瘀滞，血液就成为机体的有害物质了，从而产生新的病理和新的病变，故称瘀血为第二病因。血液既瘀，就应消而去之，必须采用活血祛瘀方法治疗。

活血祛瘀法，是中医学治疗疾病的一种独特方法，它与西医学的抗凝剂和扩张血管药的作用是不一样的。这种治疗方法，是我国劳动人民长期和疾病作斗争的经验结晶。早在《黄帝内经》中就有很多关于瘀血病因病理方面的论述。如《素问·五脏生成》说："卧出而风吹之，血凝于肤者为痹，凝于脉者为泣，凝于足者为厥。此三者，血行而不得反其空，故为痹厥也。"这说明了痹厥因风邪袭入而致血瘀的病因病理。《素问·举痛论》说："寒邪客于小肠膜原之间，络血之中，血泣不得注于大经，血气稽留不得行，故宿昔而成积矣。"这是谈的因寒邪而致血气凝涩，日久而聚积成形的病理。《黄帝内经》对瘀血的治法，也有一些论述。如《素问·阴阳应象大论》所载"血实宜决之"，《素问·至真要大论》所载"结者散之，逸者行之"等，皆是谈的瘀血治疗法则。《黄帝内经》关于瘀血的论述详于理而略于药。但从与《黄帝内经》时隔不远的《神农本草经》中，即可看到很多有关活血祛瘀的药物记载了，如"牡丹除症坚瘀血""桃核仁主瘀血，血闭瘕痕""大黄主下血""水蛭主逐恶血瘀血月闭，破血瘕积聚"。这些药物，直到现在仍然是临床常用且有效的祛瘀药物。由此可以看出，我国早在 2000 多年前，甚至远古时期，对瘀血治疗就有了比较丰富的实践经验和理论知识。而后随着社会的发展和医疗经验的不断充实，活血祛瘀法也日趋完善。如《伤寒论》《金匮要略》中诸逐瘀方剂比之前有了很大进展，《医林改错》中诸逐瘀方剂比之前更趋完备。尤其近些年来活血祛瘀的理、法、方、药又有新的发展和创见，取得了许许多多的显著成就。瘀血证候，临床上比较多见，有的症状既明显又典型，有的症状不明显、不典型。典型者容易辨证，不典型者就容易忽略，对此应加以注意。首先，求受病之因。造成瘀血的原因是多方面的，外感、内伤、跌打损伤，均可引起瘀血，若不注意仔细诊察，就可能漏掉。其次，从病程上考虑是否有瘀。根据叶天士"初病在气，久病入血"的理论，确乎有一些病日久而及血络，以致瘀滞。再次，应从治疗过程中寻找途径。临床上有些病，经过多方治疗，效果不好，往往采取活瘀方法，可获一药而愈之效，故有"诸药不效，活瘀一法"之说。张磊教授曾用活血祛瘀法治疗一些症状不典型的瘀血证，均获良效，这里不作具体介绍。当然也不能毫无根据、毫无分析地乱用活瘀法，不能理解为凡是治不好的病，都要试用活瘀法。

凡是瘀血证，瘀血是矛盾的共性，都应使用活血祛瘀方法治疗。但由于瘀血的原因、瘀血的部位、瘀血的新久，以及患者体质等诸方面的差异，活瘀方法又不尽相同。下面谈点体会并附病例。

1. 与适当的理气药同用　血与气的关系，是气为血帅，血为气母，二者相互依存，相互为用。所以，气病日久能及血，血病日久能及气。因此，治疗慢性瘀血证，在祛瘀方药中要适当加入理气药物，以增强活血祛瘀的效能。

[病案] 董某，男，38 岁，教师。患间断性胃脘痛已 10 年。有时一月一发，有时数月一发，每次发作疼痛剧烈。钡餐透视，未发现病变。1976 年 6 月 10 日，疼痛发作，痛而兼胀并有呕逆。张磊教授先用木香、丁香、高良姜、吴茱萸、半夏等品治疗，先效后无效。注射哌替啶（杜冷丁）亦毫无止痛作用，只得任其自行缓解，数日来，痛苦不堪。后投以丹参饮，服后 1 小时痛即止，又继服数剂，观察数月，未见其痛。处方：丹参 30g，檀香 3g，砂仁 3g。水煎服。

方中重用丹参以活血化瘀，少佐檀香调气行气，砂仁温胃畅中。此方用于血瘀气滞的胃痛，确有良效。假若只用丹参而不用檀、砂为佐，效果肯定不好。反之，只用檀、砂而不用丹参，也是无效的。本例曾先用理气之剂，效果不好，就是这个道理。

2. 与适当的祛痰药同用　痰是水湿凝聚而成，血与水俱瘀，瘀久可化热，热炼水津而为痰浊。故治癥瘕、痞块等疾患，必兼用祛痰之药，否则瘀不易去。又有水与血互结之证，宜逐水逐瘀并用，如《金匮要略》："妇人少腹满如敦（敦：音对，是古代盛食物的器具，上下稍锐，中部肥大）状，小便微难而不渴，生后者，此水与血俱结在血室也，大黄甘遂汤主之。"方中大黄下血，甘遂逐水，阿胶养正而不至伤阴，药仅 3 味，组方严密，疗效显著。

[病案] 曹某，女，24 岁。右上腹内有一圆形肿块，大如小碗，已两月余。当地医院疑为肝癌，让其速检查。经某医院超声和肝扫描检查示：肿瘤与肝不连，肝无占位性病变，肿块性质不明，动员做手术。后又经某医院检查，亦未查清肿物性质，仍动员做手术。患者坚意不做，故转诊中医。患者自述于两个月前，因家事生气，不久在右上腹里面生一疙瘩如鸡蛋大，发展很快，两个月来已大如小碗，走路伸不开腰。按其肿块，形圆而质较硬，边缘整齐光滑不移动，压痛不明显。体质尚好，饮食尚可，无寒热，但精神压力较大。观其舌苔无明显异常。诊其脉沉实而较有力。宽慰之后，乃投以逐瘀祛痰软坚之剂。处方：桂枝 15g，茯苓 12g，赤芍 9g，牡丹皮 9g，水蛭 12g，土鳖虫 9g，昆布 15g，海藻 15g，远志 15g，炮穿山甲 15g，制马钱子 0.3g。水煎服。

上方服 6 剂，肿物大为消减，质变软。患者喜出望外，更坚定服中药的信心。而后在此方基础上去远志，或去穿山甲（因缺货），加生薏苡仁、冬瓜仁、大黄、附子，后又加黄芪以扶正。按此方增减，调治两个月而愈。愈后不久，又获生子之喜。至今两年，健康如常。

此方是桂枝茯苓丸加味而成，增入薏苡仁、冬瓜仁、大黄、附子等味，乃取薏苡附子败酱散和大黄牡丹皮汤之意。况大黄与附子同用，一凉一热，一攻一补，对于蕴郁结聚之邪，自能推陈出新，曲尽其用。综观此方，具有活血祛瘀、软坚散结、祛痰行水之功，故获满意疗效。

3. 与适当的补气药同用　气行则血行，气滞则血滞。气滞固可导致血瘀，要知气虚亦可导致血瘀，其因不同，其理则一，皆因血失其帅而不行。对于因气虚推动无力，血行缓慢，而致血液瘀滞之证，在治疗上就不能单纯活瘀而不补气。如补阳还五汤重用黄芪，治疗半身不遂，就是这个道理。另一方面，有些瘀证，虽非气虚所致，但血瘀日久，又需长服攻坚之剂，亦应适当加入补气药物，既攻瘀不伤正，又能提高攻瘀的疗效，可谓善法。

［病案］张某，男，74 岁。体质素壮，能从事重体力劳动。时值夏季，劳后当风而卧，次日遂得半身不遂。正当病后两天，张磊教授巡回医疗至其处。经诊查，右侧肢体瘫痪，血压不高，心肺正常，苔舌无明显异常，脉象沉滞乏力。乃投以补阳还五汤和黄芪桂枝五物汤以补气活血通经。处方：生黄芪 30g，桂枝 9g，赤芍 9g，川芎 3g，当归 9g，干地龙 9g，桃仁 9g，红花 9g，生姜 9g，大枣 4 枚。水煎服。上方服 3 剂，能下床扶杖而行，又以上方继服数剂而渐愈。

此患者虽年老犹壮，但毕竟高龄年迈，元气未免亏损，况又过度疲劳，当风而卧。元气亏损，半身无气，无气则不能动，不能动即成半身不遂。劳后当风，感受风邪，而致血行不畅，此乃内因外因，两凑于身。故取补阳还五汤，重用黄芪以峻补其气，取黄芪桂枝五物汤以温阳行血。气得补，阳得温，血得行，气血臻于和平，虽不祛风而风自去。又因患者体质素好，治疗及时，故收速效。

4. 与适当的温热药同用　寒为阴邪，易伤阳气，能使经脉蜷缩，血液凝滞。因此，治疗因寒邪而致血凝的证候，必须加入适当的温热药，以温阳散寒。否则，犹如以棒击冰，必难消化。加入温热药，则如滚汤泼雪、红炉溶冰，易于净尽。

[病案] 赵某，患痛经病 10 年。自述于 1963 年冬天正值经期，两次趟冰水，而后发生痛经并逐渐加重。每当月经来潮前，痛不可忍，只得服止痛片以取暂效。月经周期正常，血块较多。于 1974 年 7 月来诊。患者体质较弱，面色较淡，有怯寒之感，又有明显受寒之因。据此，乃投以温经散寒、祛瘀止痛之剂。处方：桂枝 15g，白芍 15g，当归 9g，吴茱萸 12g，巴戟天 12g，炒小茴香 9g，延胡索 9g，五灵脂 9g，没药 9g，乳香 9g，木香 9g，干姜炭 9g。3 剂，水煎服。于经前服一剂，月经即来，但无疼痛，乃喜出望外，又接服两剂。下次经前和经期，又续服 6 剂，仅有轻微疼痛。而后又服药两个经期，乃告痊愈。

此例痛经，有明显的血瘀之象，若不注意其受寒之因和形寒之征，而单纯按血瘀痛经施治，效果必然不佳。据患者说，以前也曾服过中药但无效，可能忽略了血瘀这一问题。

5. 与适当的凉血药同用 有些瘀血，是因火热之邪，迫血妄行，溢于脉外，著而为瘀。瘀于肌肤，则呈现青紫斑点，同时兼见火热之象，治疗就要采用凉血化瘀之法。

[病案] 步某，女，25 岁。于 1975 年 8 月 19 日以皮肤紫斑就诊。自述近几天突然浑身起紫斑，逐渐增多，口苦，心烦热。血小板计数正常。望其舌绛红，并有血疱一个如黄豆大，诊其脉数而有力。患者担心病重难治，宽慰之后，遂投以凉血化瘀之剂。处方：生地黄炭 30g，地榆炭 30g，牡丹皮 12g，赤芍 12g，大黄炭 9g，黄芩炭 9g，黑栀子 9g，墨旱莲 30g。两剂，水煎服。

二诊：上药服后，出血和热象均减轻。宗上方加减。处方：大黄炭 4.5g，生地黄炭 30g，黄芩炭 12g，赤芍 12g，地榆炭 30g，荆芥炭 3g，仙鹤草 30g，黑栀子 9g，墨旱莲 30g。两剂，水煎服。

三诊：身上紫斑逐渐消失，仅少数大片紫斑稍有遗痕，舌上未见血疱。仍宗上方加减。处方：大黄炭 4.5g，生地黄炭 30g，黄芩炭 12g，赤芍 12g，地榆炭 30g，荆芥炭 3g，仙鹤草 30g，黑栀子 9g，红花 9g，苏木 9g，墨旱莲 30g。两剂，水煎服。

四诊：全身紫斑完全消失，仅有一些心热之感。乃更以清散余热，佐以扶正之剂，以善其后。处方：连翘 12g，金银花 12g，鲜竹叶 30g，麦冬 12g，玄参 12g，白扁豆 12g，党参 12g。此方服 4 剂，完全恢复健康。嘱其近期勿食辛热之品。

此是比较典型的血热妄行之证，始终宗凉血化瘀法治疗，起到热去、血宁、瘀散之效。况药多炒炭，已寓止血于其中，少佐以止血之品，以助其止血之功。

6. 与适当的攻下药同用　凡瘀血结于下焦，少腹呈现急结、硬满、坚痛等症的，皆应佐用攻下之品以推荡之。如桃核承气汤、抵当汤、抵当丸、下瘀血汤、大黄牡丹皮汤，皆佐用大黄以攻坚破积。不仅如此，其他如跌打损伤，瘀血停留，疼痛较剧，二便秘涩者；血随火升而郁于上，头痛头胀、目赤齿痛者；以及妇人血瘀经闭，或产后恶露不下，少腹坚痛等证，皆应祛瘀攻下并用，以破血下瘀，引热下行，迅收疗效。

［病案］李某，女。1963 年夏季患崩证，崩止而小腹疼痛，乍痛乍止，痛如针刺，正在行走时若疼痛发作，就得停步坐下，病延月余未愈。适我暑假返里，乃来就诊。根据其疼痛性质，脉象沉涩和崩后所得，断为留瘀之证。遂以瘀血汤、抵当汤合失笑散三方合用。处方：桃仁 12g，䗪虫 9g，虻虫 6g，大黄 9g，炒五灵脂 12g，蒲黄 9g。3 剂，水煎服。服后大便下污秽之物甚多，病若失。正如《金匮要略》"下如豚肝"之谓。

活血祛瘀法与他法配合运用，是多方面的，根据病因、症状、部位、病程和患者体质状况等不同，灵活运用，不拘一格。事实上，临床单纯使用活血祛瘀药物是不多的。

活血祛瘀法是中医学治疗疾病的一个很重要的方面，此法能解决很多问题，应当进一步研究、实践、发展活血化瘀法。

第七节 方药运用的体会

众所周知，方药是治病的，从中医理论来讲，方药之所以能治病，简而言之，是补偏救弊，首先要明确人体疾病，偏在哪里，弊在哪里，是偏阴偏阳，偏虚偏实，偏寒偏热；是血之弊，气之弊，脏腑之弊，营卫之弊，经脉之弊，如此等等。这些说起来容易，实际运用则比较难。因为中医主要依据医生个人望、闻、问、切所得来的资料，对疾病进行分析判断，判断正确与否与医生个人理论水平、实践经验有关，是任何现代仪器都不能代替的。即张介宾所说，"好医有慧眼，眼在局外，医有慧心，心在兆前，使果能洞察，知著知微，此而曰医"。就用方而言，谈点体会。

一、要知方（知药）

每个方都有每个方的主治证，都有它的组方道理，不明于此是很难用得好的。譬如逍遥散、柴胡疏肝散、化肝煎都能治肝气不舒，但都有它们各自的适应证，不可不分。逍遥散为肝郁血虚、脾失健运之证而设，具有疏肝解郁、健脾和营之功能；柴胡疏肝散为肝气郁结、疏泄不及、气郁导致血滞而设，具有疏肝行气、和血止痛之功能；化肝煎为怒气伤肝所致气逆动火而设，具疏肝理气、清热化郁之功能。又如六味地黄丸适用于阴虚相对阳盛的火旺之证；而知柏地黄丸适用于既有明显阴虚又有明显阳盛的火旺之证，因此二药不能随意使用。

二、要切用

1. 切于病 有是病用是方，方病要相符。

2. 切于人 男女老幼、胖瘦、强弱、精神状态等。

3. 切于脏腑之性 除了脏（包括奇恒之腑）的生理功能，还应了解五脏苦欲补泄之特性。《素问·脏气法时论》说："肝苦急，急食甘以缓之……心苦缓，急食酸以收之……脾苦湿，急食苦以燥之……肺苦气上逆，急食苦以泄之……肾苦燥，急食辛以润之……肝欲散，急食辛以散之，用辛补之，酸泻之……心欲软，急食咸以软之，用咸补之，甘泻之……脾欲缓，急食甘以缓之，用苦泻之，甘补之……肺欲收，急食酸以收之，用酸补之，辛泻之……肾欲坚，急食苦以坚之，用苦补之，咸泻之。"

张介宾曰："肝为将军之官，其志怒，其气急，急则自伤，反为所苦，故宜食甘以缓之，则急者可平，柔能制刚也。木不宜郁，故欲以辛散之，顺其性者为补，逆其性者为泻，肝喜散而恶收，故辛为补，酸为泻。心藏神，其志喜，喜则气缓而心虚神散，故宜食酸以收之。心火太过则为躁越，故急宜食咸以软之。盖咸从水化，能相济也。心欲软，故以咸软为补，心苦缓故以甘缓为泻。脾以运化水谷，制水为事，湿盛则反伤脾土，故宜食苦温以燥之。脾贵充和温厚，其性欲缓，故宜食甘以缓之。脾喜甘而恶苦，故苦为泻，甘为补也。肺主气，行治节之令，气病则上逆于肺，故宜急食苦以泄之。肺应秋，气主收敛，故宜食酸以收之。肺气宜聚不宜散，故酸收为补，辛散为泻。肾为水脏，藏精者也，肾病者苦燥，故宜食辛以润之，盖辛从金化，水之母也。肾主闭藏，气贵周密，故肾欲坚，宜食苦以坚之也。苦能坚，故为补，咸能软坚，故为泻。"

4. 切于季节之会　人与自然息息相关，古代医家经过长期实践，有关这方面知识积累很多，应该多读《黄帝内经》有关篇章，如《四气调神大论》《生气通天论》《金匮真言论》《脏气法时论》及关于五运六气的六篇大论等。

三、要灵活

医贵通变，药在合宜。疾病是动态的，常因病程长短不同阶段，尤其经过治疗以后，往往有新的变化，甚至有更明显的变化。常云，证变药亦变，药随证变，就是这个道理。医贵有守有变。或权变，或全变，或变治则，或变药味，或变分量。总之，要在合宜而已。用方恰当不容易，而灵活变化更不容易，搞不好就会越变越乱，越变越坏。

四、要巧妙

方药若能巧妙，往往能收到显效和捷效。古人云，大匠"能与人以规矩，不能使人巧"。遣方用药在于心悟，在于临证发挥。遣方用药，巧妙非常。不是师者金针不度，而在于受度之人的领悟之力，只要行之能著，习之能察，自能臻其妙境。

五、要适量

用方用药必定有量。至于药量大小变化，与疗效好坏有很大关系。详见《漫谈药量大小变化对治疗的意义》（《河南中医学院学报》1976 年第四期第62～64 页）。

总之，方药运用是一门很大的学问，也绝非上述所能全部说明的。又因个人才疏学浅，更不能详尽阐明其奥旨。让我们共同努力，在实践中继续探讨、研究这个问题。

下　篇
跟师临证

第三章　肺系病证

第一节　感冒

感冒，是感受、触冒风邪，邪犯卫表而导致的常见外感疾病，临床表现以鼻塞、流涕、喷嚏、咳嗽、头痛、恶寒、发热、全身不适、脉浮为特征。感冒是临床上最常见的疾病之一，四季均可发生。病情轻者称为伤风、冒风、冒寒；病情重者称为重伤风；在一个时期内广泛流行、病情类似者，称为时行感冒。

【辨治思路】

张磊教授认为，外感病看似简单易治，却是考验大夫辨证水平的试金石。他认为在临床上，外感病是邪气侵袭人体的初始阶段，要秉承《黄帝内经》"既病防变"的诊疗法则，早期截断病程，及时驱逐"客邪"，防止其向里传变，很多内伤杂病都是由外感失治误治而来。张磊教授主张在治疗外感时，要根据病邪性质、病位深浅、邪正进退，选用六经辨证、卫气营血辨证、三焦辨证，不可拘泥于一种辨证体系，以免失之偏颇，引邪入里。

张磊教授认为六淫邪气侵袭人体，因邪气性质不同，症状轻重不同，治疗方法不同，选用辨证方法也不同。例如，风、寒之邪袭表，多表现为恶寒、发热、无汗、头项强痛、脉浮紧等症，应选用六经辨证；温热之邪袭表，多表现为发热、微汗出、咽痛、口干、脉浮数等症，应选用卫气营血辨证；湿热之邪袭表，多表现为身热不扬、肢体酸痛、渴不多饮、脉濡等症，应选用三焦辨证。张磊教授认为现在的流感，由于发病急，病情重，传染性、流行性强，多属于疫毒范畴，可选用卫气营血辨证、三焦辨证。若中风、中寒误用辛凉解肌之法，邪气非但不能随汗而解，反而被凉遏，易化热入里；若温热之证误用辛温发汗之法，则易伤阴动血，发生传变。若外感风寒兼有里热之象，应解表清热同用。若出现夹食外感，需解表消积同用。

【典型医案】

病例1 买某，女，41岁。2013年2月27日初诊。

［主诉］易感冒30余年。

［病史］自幼易感冒，平时易上火，一年四季基本未断过感冒药，别人感冒时易被传染。2012年10月体检，发现双侧乳房实性结节，左侧1mm×4mm，右侧5mm×4mm，经前乳房胀痛，月经提前3～5天，色红，前3天量大，5天净，少量血块，白带淡黄，量大，无异味。曾两次怀孕未果。

［现症］发热，体温38.5～39.0℃，咽痛较甚，咳嗽，咯黄痰，流清涕，纳少，眠安，二便调。舌质红，边齿痕，苔厚偏黄，脉细。

问题

（1）《中医内科学》对感冒是如何辨证的？

［治疗过程］

初诊处方：金银花10g，连翘10g，竹叶10g，桔梗10g，薄荷6g（后下），桑叶10g，玄参15g，知母10g，黄柏6g，生甘草6g。15剂，日1剂，水煎服。

二诊：2013年3月16日。上药服四剂而症状减轻大半，继服后痊愈。

问题

（2）为何不用扶正治法？

（3）方中为何加入知母、黄柏？

病例2　房某，男，41岁。2013年9月25日初诊。

[主诉] 鼻塞10余天。

[病史] 10天前外出游玩淋雨后出现发热恶寒，鼻塞，咽痛，自服抗病毒口服液后，发热恶寒及咽痛减轻，但仍鼻塞流涕。

[现症] 微发热，恶寒，鼻塞，鼻痒，眼痒，打喷嚏，纳可，二便调。舌暗淡，苔薄腻，脉浮数。

问题

（1）本病该如何立法？

[治疗过程]

初诊处方：谷精草30g，青葙子15g，决明子6g，蝉蜕6g，薄荷10g（后下），菊花10g（后下），酒黄芩10g，蔓荆子10g，炒苍耳子10g，辛夷3g，生黄芪30g，防风10g，生甘草6g。10剂，水煎服，日1剂。

二诊：10月18日。自述服上方1剂即有明显效果，服15剂明显减轻，现鼻痒、鼻塞好转，遇冷时打喷嚏、流清涕较以前好转，头顶时有头痛，用脑过度后疼痛加重，纳可，眠差，易醒，入睡困难，二便调。舌暗淡，苔水滑，脉沉滞。

处方：上方黄芪改用15g，防风改为6g，加炒白术6g，川芎10g，炒枣仁30g，知母6g，茯苓10g。10剂，水煎服，日1剂。

问题

（2）处方中的主方是什么？如何理解处方配伍？

（3）本方配伍有何特色？

【问题解析】

病例1

（1）《中医内科学》中感冒主症为鼻塞、流涕、喷嚏、咳嗽、头痛、恶寒发热、全身不适等。辨证属于表实，但必须根据病情，求其病邪性质，区分风寒、风热和暑湿兼夹之证，治疗以解表发汗为主，风寒宜予辛温，风热当用辛凉，暑湿当清暑祛湿。

（2）长期反复外感，临床治疗以扶正解表立法，结合具体情况有"益气解表""滋阴解表"等法。然而此案患者易外感30余年，缘何不以扶正为法，反用辛凉解表降火之法，以银翘散加味治之？细审病人，平素易上火，且易反复外感，此即东垣先生之"火与元气不两立，一胜则一负"之论矣；且病人每次感冒都有咽痛、咳嗽、流涕之症，由是可知是火郁上焦之证，吴又可云"治上焦如羽，非轻不举"，故选辛凉平剂银翘散治之，用轻清上浮而又凉散之药，以清肃上焦。

（3）加知母、黄柏者，以"人过四十而阴气自半"，而伐其相火；咯痰不多，而不用牛蒡；热淫于内，而减去辛温之属，加辛凉之桑叶，以增凉散之效。

病例2

（1）轻清法就是应用轻清上浮而又凉散的药物来清疏上焦头部风热，用于治疗风热上犯头部所致的各种疾患的一种治疗方法。《素问·宣明五气》曰："阳受风气……阳气从手上行至头……伤于风者，上先受之。"头为诸阳之会，清阳之府，风为阳邪，其性轻扬，两阳相从，故风邪易侵犯人之高颠；热亦为阳邪，其性炎上，亦易伤人之高颠。所以，人之头部疾患，热证多而寒证少，实证多而虚证少；高颠之上，唯风药可达，风热上壅，宜寒凉清散，故此采用轻清上浮而又凉散的药物来清疏上焦头部风热，以从其阳，以祛除其病邪，这就是轻清法形成的理论基础。

（2）谷青汤由谷精草30g，青葙子15g，决明子10g，蝉蜕6g，薄荷10g（后下），菊花10g（后下），酒黄芩10g，蔓荆子10g，生甘草6g组成。功能：

疏风清热、清利头目。适应证：风热上犯头部所致的头痛、头晕、耳鸣、目胀、鼻塞、鼻流浊涕等病证。随症加减：头痛重者加川芎；头晕重者加钩藤；目珠胀者加夏枯草；头昏重者加荷叶；鼻塞重者加苍耳子、辛夷；便秘重者重用决明子；阴伤者加玄参；阳亢者加石决明。

（3）谷青汤中谷精草辛甘而平，质轻而疏散上焦头面风热，善于治疗风热头痛目赤，肿痛羞明，眼生翳膜；青葙子苦微寒，清肝明目退翳，用于治疗目赤肿痛等，两药相伍共同清散上焦头面风热，是为君药，谷青汤方名也是取自两主药之名，以突出主药。决明子一药，《本经逢原》曰："青葙子，治风热目疾与决明子功同……能散厥阴经中血脉之风热。"两药协同有清肝热之功，且决明子润肠通便，泻热下行，有上下分消之势；黄芩清中、上二焦邪热，酒制更能载药上行，清中有散；薄荷、菊花、蝉蜕、蔓荆子皆辛凉质轻走上，善于清利头目；生甘草解毒，调和诸药以为使。综观该方，以风药为主，药性多寒凉而清热，味多辛甘而疏散，只清不散则取效不捷，只散不清则取效不彻，清散相合，则使风热无所稽留而速去。药质多轻清而走上，专攻头面而直取病所。全方组方严谨，特点突出，具体生动地体现了轻清法的学术思想。

【学习小结】

感冒属于表证，但有表寒、表热之别，在临床上应区分对待。尤其风热之证颇多，表现为身热自汗、微恶风寒、口渴、脉浮数或两寸独大等症，临证可选用银翘散。其病在上焦，故用药应轻灵，故张教授立轻清法，并创制谷青汤，正如《温病条辨》所言："治上焦如羽，非轻不举。"

【课后拓展】

1. 熟读《温病条辨》相关条文。
2. 了解西医学对本病的认识及研究进展。
3. 参考阅读：张磊.张磊临证心得集.北京：人民军医出版社，2008.

第二节 咳嗽

咳嗽，是指肺失宣降，肺气上逆作声，咯吐痰液而言，为肺系疾病的主要证候之一。有声无痰为咳，有痰无声为嗽，一般痰声并见，难以截然分开，故并称咳嗽。西医学中的急慢性支气管炎、慢性咽炎等以咳嗽为主要表现者，均可从本病论治。

【辨治思路】

张磊教授认为首先应根据发病时间长短来判断咳嗽的性质，从而为遣方用药奠定基础。新咳多为外感，久咳多为内伤，外感咳嗽发病急，病程短，常伴有肺卫表证，内伤咳嗽病程长，反复发作。外感咳嗽以风寒、风热、风燥为主，属邪实，治疗以祛邪利肺为主，根据邪气性质选择疏风散寒、疏风散热、疏风润燥的治疗方法。新咳用药宜动不宜静，药味少，药量轻，多选轻清透散之品，具有轻、清、透、宣、润等特点。内伤咳嗽有虚有实，亦有虚实夹杂，实者多为痰湿、痰热、肝火犯肺；虚者有肺阴不足、肺气亏虚，亦有脾虚及肺，致肺脾气虚者；虚实夹杂者多表现为本虚标实。内伤咳嗽治疗应分清标本主次缓急，表现实者，以祛邪为主，表现虚者，以扶正为主，虚实夹杂者应标本兼顾。在治肺的同时，应注意治脾、治肝。

【典型医案】

病例1 王某，男，78岁。2013年1月8日初诊。

[主诉] 干咳1周。

[病史] 一周前出现干咳，咽部发热、痒、干，无痰，于昨日下午出现发热，今输液1天。

[现症] 身冷，干咳，昨日夜间口干甚，饮水多，咽部干痒发热、红甚，咳嗽无痰，纳可，眠差，夜眠4～5小时，夜间3:00易醒，醒后再入睡则眠

浅，大便偏干，近两日未解，小便可。舌质红，苔黄厚，脉浮数。

问题

（1）《中医内科学》对咳嗽是如何辨证的？

[治疗过程]

初诊处方：金银花10g，连翘10g，竹叶10g，牛蒡子10g，天花粉10g，黄芩10g，羌活10g，桔梗10g，杏仁10g，川贝母6g，生甘草6g。6剂，水煎服，日1剂。

二诊：2013年1月14日。服上方6剂，输液1天，干咳减轻。现易发热，易出汗，汗出多，咽干痛不甚，咽痒，夜重，咳白痰或稀痰，量不多，眠差，夜眠4～5小时，眠浅，梦多，大便已缓解，稍干，日1行，小便次数多，口干，饮水多。舌淡红，苔厚稍黄，脉细。

处方：北沙参15g，炒火麻仁20g，枇杷叶10g，桑叶10g，橘红6g，桔梗10g，木蝴蝶6g，生甘草6g，杏仁10g，苇根30g。6剂，水煎服，日1剂。

三诊：9月9日。因下肢浮肿，前往张磊教授家诊查，诉干咳、咽痒等前症已愈。经服鸡鸣散加减方，浮肿减轻，但脚面尚浮肿，大便偏干，小便正常。舌苔薄微黄，舌质偏暗，脉弱。

处方：木瓜30g，苏叶12g（后下），橘红12g，槟榔12g，吴茱萸6g，防己12g，生薏苡仁30g，大黄6g（后下）。10剂，日1剂，水煎服。

问题

（2）初诊处方为何于辛凉解表药中加入羌活？

（3）本病初诊已收效，二诊为何不守方再进？

病例2　房某，男，6岁。2013年7月17日初诊。

[主诉]咳嗽21天。

[病史]患者既往过敏性哮喘病史3年余。21天前无明显诱因出现咳嗽，

曾于家中就诊服药：炙麻黄 3g，杏仁 3g，射干 3g，炙款冬花 4g，炙紫菀 4g，木蝴蝶 3g，藿香 3g，大黄 3g，炒苏子 3g，生甘草 2g。已服 7 剂，服药后夜咳愈。

［现症］咳嗽，白天明显，偶尔有痰，咽痒，咽不红，不渴，大便易干。舌淡，苔薄黄，脉细。

问题

（1）儿科疾病用药特点如何？

［治疗过程］

初诊处方：桑叶 3g，苏叶 3g，杏仁 6g，桔梗 6g，木蝴蝶 3g，金银花 3g，炒麦芽 6g，炒山楂 6g，青果 3g，牛蒡子 3g，生甘草 2g。7 剂，水煎服，日 1 剂。

二诊：7 月 24 日。服上方 7 剂，现晨起咳嗽，咽痒，鼻痒，大便干，两日 1 行。舌淡胖，苔花剥，脉细。

处方：桔梗 5g，木蝴蝶 3g，乌梅 6g，蝉蜕 3g，白僵蚕 3g，牛蒡子 6g，槐角 10g，生甘草 3g，麦冬 6g。7 剂，水煎服，日 1 剂。

三诊：7 月 31 日。服上方 7 剂，大便稍干，日 1 行。现仍晨起咳嗽，咽痒，鼻痒。舌淡，苔薄白，脉细。近上火鼻子痛。

处方：炒神曲 6g，炒麦芽 10g，炒山楂 6g，炒莱菔子 6g，陈皮 6g，茯苓 6g，决明子 10g，杏仁 6g，麦冬 10g，白僵蚕 3g，生甘草 3g。10 剂，水煎服，日 1 剂。

四诊：8 月 9 日。服上方 5 剂，效可。现仍咳嗽，晨起、夜间较多，无痰，咽痒，欲清嗓，晨起易打喷嚏，纳眠可，二便可。舌淡，苔花剥，脉细。处方：橘红 3g，炙麻黄 1g，杏仁 3g，桔梗 3g，炒麦芽 6g，车前子 6g，生甘草 3g，桑叶 6g。7 剂，水煎服，日 1 剂。

五诊：9 月 16 日。服上方 14 剂，效可，咳嗽消失。本月 11 日开始发热，36～37.5℃，其间呕吐，后在一附院服中药热退，后又出现咳嗽，有痰，咯不出，出汗多。自服 7 月 24 日方咳嗽减轻，痰增多，呕吐好转，流清涕，晨起咳嗽明显，余无不适，二便可。舌红，苔薄白花剥，脉细。

处方：桑叶 6g，桑白皮 6g，地骨皮 6g，川贝母 3g，杏仁 3g，浮小麦 20g，牛蒡子 6g，炒山楂 6g，生甘草 3g，梨皮、粳米各一撮为引。10 剂，水煎服，日 1 剂。

六诊：9 月 27 日。服上方期间上症消失。现夜间 2:00 ～ 5:00 咳嗽，干咳，晨起少量白痰，鼻干，近两天大便稍干，平时口不渴。舌红，苔花剥，脉细。

处方：生地黄 6g，山萸肉 6g，生山药 10g，泽泻 6g，牡丹皮 6g，茯苓 6g，桑叶 6g，麦冬 6g，炒火麻仁 10g，生甘草 3g，竹叶 3g。10 剂，水煎服，日 1 剂。

七诊：10 月 7 日。服上方效可，咳嗽消失。本月 3 日因饮食较多出现腹痛，咳嗽，咽痒，有痰，经针灸腹痛已愈。现阵发性咳嗽，白天明显，鼻塞，纳眠可，大便 2 ～ 3 日 1 行。舌红，苔花剥，脉细。

处方：北沙参 10g，炒火麻仁 10g，麦冬 10g，炙枇杷叶 6g，桑叶 6g，杏仁 6g，桔梗 3g，木蝴蝶 3g，生甘草 3g，川贝母 3g，橘红 3g，梨皮一撮为引。10 剂，水煎服，日 1 剂。

八诊：11 月 27 日。服上方咳嗽已愈。现时有咳嗽，干咳，无痰，咽痒，白天咳少，活动后即咳，咳甚则吐，夜间鼻塞，右腿膝内侧素有皮癣，纳可，二便可。舌淡红，苔剥，脉细。述 8 月 9 日方效佳。

处方：桑叶 6g，杏仁 3g，牛蒡子 3g，木蝴蝶 3g，荆芥 3g，桔梗 3g，炒山楂 6g，炙麻黄 1g，生甘草 3g。10 剂，水煎服，日 1 剂。

问题

（2）治疗咳嗽为何多加健脾消食之品？

（3）二诊方中加乌梅无敛邪之弊乎？

【问题解析】

病例 1

（1）根据病因及临床表现不同，《中医内科学》将咳嗽分为外感咳嗽和内伤咳嗽两大类，外感咳嗽多为实证，按病邪性质多以风寒、风热、风燥为主，治应祛邪利肺为主，邪去则正安。内伤咳嗽多为邪实正虚。标实为主者，以痰、火为主，治应祛邪止咳；本虚为主者，有肺虚、脾虚、肾虚等区别，需从调护正气着手，治应扶正补虚，兼顾主次。

（2）《黄帝内经》云："风淫于内，治以辛凉，佐以苦甘；热淫于内，治以咸寒，佐以甘苦。"风热之邪侵袭上焦，恐唯用辛凉难开其表，遂入气味辛温雄壮之羌活协银花、连翘开皮毛以解表散邪。大队辛凉与少量辛热相伍，既不失辛凉解表之意，又可增解表散邪之功。

（3）二诊时患者热退，咳减，但仍有咽干、眠差之症，此热去津伤之候，故以沙参之甘润，佐桑叶之辛凉为法，以养肺胃之阴，用枇杷叶、木蝴蝶以轻宣疏理气机。复诊不因咳减而固守死法，机圆法活，宜细玩味！

病例 2

（1）《温病条辨·解儿难》指出："其用药也，稍呆则滞，稍重则伤，稍不对证，则莫知其乡，捉风捕影，转旧转剧，转去转远。"指出了儿科用药的难点和注意点。小儿生机益然，脏气清灵，对药物反应较成人灵敏，故在治疗时处方应根据患儿的体质特点、病情轻重及脏腑功能，轻巧灵活，不宜呆滞，不可重浊，不得妄加攻伐，并要注重处处顾护脾胃。

（2）《素问·咳论》曰："此皆聚于胃，关于肺，使人多涕唾而面浮肿气逆也。"由此可知，咳嗽的病因多责之于肺胃两脏关系失和。况乎小儿脾胃脆弱，易生食积，在生理功能上脾常不足而虚弱，故在治疗小儿咳嗽时应多加健脾消食之品以达肺胃同调之效。

（3）乌梅、蝉蜕、白僵蚕三药合用有缓解过敏症状的作用。患者有哮喘病史，现咽痒、鼻痒明显，遂在首诊处方不变的基础上加乌梅、蝉蜕、白僵蚕三药。况于辛散药中稍加酸敛，并无敛邪之弊。

【学习小结】

咳嗽有外感、内伤之别，其遣方用药当根据病情、病程灵活调整，有效不一定不更方，外感风热之咳嗽后期，往往易于损伤肺阴，故应及时调方以滋补肺阴。此外，小儿咳嗽多与食积关系密切，故当肺脾同治。

【课后拓展】

1. 熟读《黄帝内经》《温病条辨》相关条文。
2. 了解西医学对本病的认识及研究进展。
3. 参考阅读：张磊. 张磊临证心得集. 北京：人民军医出版社，2008.

第三节　哮病

哮病，是一种发作性的痰鸣气喘疾患。明代虞抟《医学正传·哮喘》论曰"哮以声响言，喘以气息言，夫喘促喉间如水鸡声者谓之哮，气促而连续不能以息者谓之喘"，对哮与喘作了明确的区分，在症状表现上"哮必兼喘"。西医学中的支气管哮喘、喘息性支气管炎、嗜酸性粒细胞增多症等引起的哮喘均可从本病论治。

【辨治思路】

张磊教授认为哮喘病的病因虽复杂，但亦不外乎为外感邪气、饮食不当、情志失调、劳倦久病等。在病机上，张磊教授本着审证求因，总结出本病的基本病机为虚实夹杂，邪盛正虚。其主要的致病因素为风、寒、痰、饮、瘀。病位在肺和肾，涉及心、脾。

《丹溪心法·哮喘》论曰："哮喘必用薄滋味，专主于痰。"朱丹溪高度概括了哮喘的发生与痰密切相关。此后历代医家发展出"伏痰"之说，如《症因脉治·哮病》曰："哮病之因，痰饮留伏，结成窠臼，潜伏于内，偶有七情之犯，饮食之伤，或外有时令之风寒，束其肌表，则哮喘之症作矣。"张磊教授在临床上亦尊崇此说，并总结出风寒是引动宿痰的最常见的因素，寒为阴邪，痰亦为阴邪，同气相求，二者内外相合作怪，肺气宣降失常，发作哮喘。痰饮内伏日久，一则若化热，则可表现为外寒内热之象；二则阻滞肺络，则血脉运行受阻，因痰致瘀，表现为痰瘀互结之证。

【典型医案】

病例1 乔某，女，63岁。2014年12月22日初诊。

[主诉] 间断咳喘、胸闷40年。

[病史] 40年前因受凉开始咳嗽，咯痰，发作时呼吸困难，西医诊断为"支气管哮喘"。咳嗽、胸闷反复发作，逐渐加重，继而反复感染，又出现右心功能不全、二尖瓣关闭不全。糖尿病20年。

[现症] 胸闷，哮鸣音明显，咳甚，咳黄脓痰，阵发性汗出，眠差，纳可，大便日5行。舌质瘀暗，苔黄腻，脉沉滞。

问题

（1）如何理解哮病咳嗽总不离乎肺？

[治疗过程]

初诊处方：苇根30g，冬瓜子30g，生薏仁30g，桃仁10g，制附子10g（先煎），炒苏子10g，炒莱菔子10g，炒白芥子10g，黄芩10g，党参10g，生石膏30g。15剂，水煎服，日1剂。

上方加减服用月余，症状渐缓。

问题

（2）为何方中加入制附子，加石膏、党参有何用意？

（3）如何处理邪实与正虚的关系？

病例 2 刘某，男，61 岁。2014 年 3 月 24 日初诊。

[主诉] 胸闷 1 年。

[病史] 平素易感冒，易上火，口疮。在当地医院诊为"支气管哮喘"。患者有长期吸烟、饮酒史。

[现症] 胸闷，气短，呼吸困难，夜间喉间哮鸣声，咯痰后好转，时有发作性心前区不适，纳可，二便调，眠差，夜间憋醒，口中和。舌淡，苔白腻，脉细。

问题
（1）此案应当如何辨证？

[治疗过程]

处方：苇根 30g，冬瓜仁 30g，生薏苡仁 30g，桃仁 10g，桔梗 10g，浙贝母 10g，茯苓 30g，杏仁 10g，射干 10g，五灵脂 10g，柏子仁 15g，甘草 6g，枳实 10g。10 剂，水煎服，日 1 剂。

问题
（2）治疗应当注意哪些？

【问题解析】

病例 1

（1）《素问·宣明五气》云："肺为咳。"肺为娇脏，不耐寒热，风、寒、暑、湿、燥、火六淫之邪及他脏病变皆可伤肺，使肺失清肃，宣降失常，气机不利，发为咳嗽。故言咳嗽一症总不离乎肺。

（2）病人久病易阳虚，卫外不固，阵发性汗出，取《素问·生气通天论》中"阳者，卫外而为固也"之义，加制附子振奋阳气。据《金匮要略》中述"膈间支饮，其人喘满……木防己汤主之"，加党参、生石膏发挥木防己汤之方义，疗其咳喘效佳。

（3）医生治病要纵观全局，从整体来考虑组方用药，处理好邪实与正虚的关系，使攻邪而不伤正，扶正而不助邪，以达药到病除之目的。

病例 2

（1）胸闷应首分虚实。患者长期吸烟、嗜酒，生痰生热，浊邪阻肺，肺失宣肃，出现胸闷气短，喉中哮鸣声，夜间憋醒；浊阻日久，影响及心，经脉痹阻，出现心前区不适。此非肺气虚弱，乃浊阻肺脏，金实不鸣之候。

（2）治疗此证，关键在于涤浊，浊邪不去，病难渐轻，反而有加重之虞，所以说，涤浊是治疗此证的着眼点。肺为娇脏，不耐寒热，用药要多选用轻清之品。方选千金苇茎汤合茯苓杏仁甘草汤加减。《金匮要略》云："胸痹，胸中气塞，短气，茯苓杏仁甘草汤主之。"加浙贝母、射干以消痰利咽，枳实、五灵脂以理气止痛，柏子仁以养心。

【学习小结】

哮病发作的基本病机为外邪引动"伏痰"，痰随气升，气因痰阻，痰气搏结于气道，故治疗应重视祛除顽痰。祛痰浊之基础方为千金苇茎汤，另应根据证机夹瘀夹虚之不同，随症加减用药。

【课后拓展】

1. 熟读《备急千金要方》相关条文。

2. 了解《中医内科学》对本病的认识。

3. 参考阅读：张磊 . 张磊临证心得集 . 北京：人民军医出版社，2008.

第四节　喘证

喘证，是以呼吸困难，甚至张口抬肩，鼻翼扇动，不能平卧为临床特征的病证。本病严重者，表现为喘促持续不解，烦躁不安，面青唇紫，肢冷，汗出如珠，脉浮大无根，甚则发为喘脱。西医学中的喘息性支气管炎、肺气肿、肺源性心脏病、心源性哮喘等可从本病论治。

【辨治思路】

疾病是发展变化的，证具有时相性和空间性，是动态的，又是静止的，动是绝对的，静是相对的。张磊教授认为，临床上识病易，唯辨证难。历代医家辨喘证首分虚实，《景岳全书·喘促》论曰："实喘者有邪，邪气实也；虚喘者无邪，元气虚也。实喘者气长而有余，虚喘者气短而不续。实喘者胸胀气粗，声高息涌，膨膨然若不能容，惟呼出为快也；虚喘者慌张气怯，声低息短，惶惶然若气欲断，提之若不能升，吞之若不相及，劳动则甚，而惟急促似喘，但得引长一息为快也。"此明确指出实喘与虚喘病机和症状的不同。张磊教授认为，邪气有表里之不同，有寒热之差别，有痰、饮、瘀之区分，或表里相兼，或寒热错杂，或单独致病，或合而致病，故临证须辨清邪气之变化。又实可致虚，虚可致实，虚实错综复杂，临证亦须把握虚实之变化，辨明其或以实证为主，或以虚证为主，或虚实并重，治疗时采取相应的治疗方法。

【典型医案】

病例1　盛某，女，43岁。2011年10月14日初诊。

［主诉］气喘、咳痰两年。

［病史］患者两年前因受凉感冒，输液治疗后出现咳喘，咳痰，遇冷空气加重。

［现症］气喘，遇冷则加重，咳白痰，口干、唇干，纳可，眠可，二便可。舌质淡红，苔薄白，脉细。

问题

（1）本案的辨证思路是什么？

[治疗过程]

初诊处方：桂枝 10g，生白芍 10g，厚朴 10g，杏仁 10g，炙麻黄 3g，生黄芪 15g，炒苏子 3g，当归 6g，黄芩 6g，炙甘草 6g，桑叶 10g，天冬 10g，生百合 15g，麦冬 10g，北沙参 15g，生姜 3 片，大枣 3 枚。10 剂，水煎服，日 1 剂。

二诊：10 月 28 日。服上方 10 剂，效可，气喘减轻。今日见：仍气喘，咳白黏痰，纳可，眠可，二便可。舌质淡红，苔白腻，脉细。

处方：桂枝 10g，生白芍 10g，厚朴 12g，杏仁 10g，苇根 30g，冬瓜仁 30g，生薏苡仁 30g，炙麻黄 6g，炒苏子 3g，当归 10g，黄芩 10g，炙甘草 6g，干地龙 10g，生姜 3 片，大枣 3 枚。15 剂，水煎服，日 1 剂。

三诊：11 月 18 日。服上方 15 剂，气喘明显好转，未用喷雾剂。今日见：上楼或活动剧烈时气喘、气短，咳白痰，纳可，眠可。舌质淡，苔薄黄，脉细弱。

处方：熟地黄 10g，山萸肉 10g，生山药 15g，泽泻 10g，牡丹皮 10g，茯苓 10g，党参 10g，麦冬 10g，五味子 10g，炙麻黄 3g，炒苏子 3g，黄芩 6g，桑白皮 10g。10 剂，水煎服，日 1 剂。

问题

（2）本案是如何配伍组方的？

病例 2 翟某，女，57 岁。2016 年 5 月 6 日初诊。

[主诉]胸闷、气喘 10 年，加重 5 月余。

[病史]患者自诉 10 年前因受凉后出现胸闷、气喘，每次发作伴有喉间痰鸣声，受凉后即发作，在当地医院被诊断为"肺气肿"，服用西药治疗效果不佳，迁延不愈，近几年每年都要一次住院治疗。5 个月前受凉后再次发作，服用西药控制不佳，至今未愈。

[现症]胸闷，气喘，喉中哮鸣音，口干渴，饮水多，纳可，眠差，大便干，小便可。舌质淡，苔白厚，齿痕，脉浮细。

问题

（1）本案的病机是什么？

［治疗过程］

初诊处方：白果 10g，炙麻黄 6g，炙款冬花 10g，清半夏 10g，桑白皮 15g，炒苏子 10g，杏仁 10g，黄芩 10g，干地龙 10g，射干 10g，生甘草 6g。15 剂，水煎服，日 1 剂。

二诊：5 月 23 日。服上药 15 剂，其间哮喘只发作 1 次，气喘、胸闷较前减轻。今日见：稍受凉即咳嗽，引发哮喘，怕冷，膝盖下凉甚，烦躁，口渴，饮水多，大便偏干。舌质淡暗，苔黄厚，脉浮细。

处方：白果 10g，炙麻黄 6g，炙款冬花 10g，清半夏 10g，桑白皮 30g，炒苏子 10g，杏仁 10g，黄芩 10g，干地龙 10g，射干 10g，生甘草 6g，当归 10g，制附子 6g。15 剂，水煎服，日 1 剂。

三诊：7 月 4 日。间断服上方效可，哮喘发作次数明显较少。今日见：稍胸闷，气喘，喉中痰鸣，咯少量白黏痰，遇冷打喷嚏，怕冷，夜间出汗较多，纳可，眠可，二便可。舌质暗，苔黄，脉细。

处方：桂枝 10g，生白芍 10g，厚朴 12g，杏仁 10g，射干 10g，炒苏子 6g，黄芩 10g，炙甘草 6g，醋延胡索 10g，生姜 3 片，大枣 3 枚。15 剂，水煎服，日 1 剂。

问题

（2）本案各个阶段的遣方用药思路是什么？

【问题解析】

病例 1

（1）患者素体较弱，感冒后输液，导致邪气闭塞入里，肺失宣降而发作咳喘。

（2）初诊用桂枝加厚朴杏子汤以解肌祛风，降气定喘；加黄芪以补中气，麻黄、苏子、当归，升降结合，以祛痰平喘；口干、唇干，表明已有阴虚之象，加天冬、麦冬、百合、北沙参以润肺养阴；黄芩、桑叶具有清肺肃肺之功。诸药合用，共奏益气养阴、解肌、祛痰平喘之效。二诊，舌苔白腻，提示痰湿较严重，故去养阴之品，加苇根、冬瓜仁、薏苡仁以祛痰利湿；加地龙以增强解痉平喘之功，现代药理研究显示，地龙可以改善小鼠的气道重构，以缓解哮喘。三诊，气喘明显好转，标实已解除，动则气喘，表明本虚之象显露，急则治其标，缓则治其本，故用六味地黄丸合生脉饮以健脾补肾而固本，加麻黄、苏子、桑白皮、黄芩兼以治标。

病例 2

（1）患者因受凉后出现哮喘、脉浮，说明外有寒邪犯肺，苔厚腻、口干渴，说明内有痰热，证属风寒束肺夹痰热。

（2）初诊选用定喘汤，以宣肺降气，祛痰平喘。加射干以祛痰利咽，《神农本草经》记载射干有主咳逆上气之功，加地龙以解痉平喘。二诊，气喘减轻，怕冷明显，故加制附子以温阳散寒，当归既可温补下虚，又可以降逆平喘。三诊，哮喘发作明显减少，又出现盗汗现象，此乃营卫不和之故，故改用桂枝加厚朴杏子汤，桂枝、白芍可调和营卫，苔黄，提示有内热之象，加黄芩以清肺热，加延胡索增强止咳平喘之效。张磊教授用延胡索止咳，是其独特的临床经验。

【学习小结】

喘证病位虽在肺和肾，但和心、脾亦密切相关。分清脏腑病位，是喘证治疗的重要依据。肺虚者症见气短不足以息，动则益甚，伴有面色㿠白，畏风自汗；肾虚者症见咳喘无力，静息亦喘，伴有怕冷、腰膝酸软、面色苍白；心阳虚者症见喘息不已，伴有心悸、发绀、脉结代，严重者可发展为喘脱之危候。脾虽不可直接发生喘证，但脾为肺之母，为生气之源，母病及子，脾虚可致肺虚，子病及母，肺虚亦可致脾虚，脾虚亦可生痰。

【课后拓展】

1. 熟读《景岳全书》相关条文。

2. 了解西医学对本病的认识。

3. 参考阅读：张磊.张磊临证心得集.北京：人民军医出版社，2008.

第五节 肺痈

肺痈，是肺叶生疮，形成脓疡的一种病证。临床以咳嗽、胸痛、发热、咯吐腥臭浊痰，甚则脓血痰为主要特征。根据肺痈的临床表现，与西医学中的肺脓肿基本相同，其他如化脓性肺炎、肺坏疽、支气管扩张等表现为肺痈症状者，皆可从本病论治。

【辨治思路】

肺痈发病的主要病机为外邪侵袭肺叶，或痰热素盛，蒸灼于肺，以致热壅血瘀，酝酿成痈，血败肉腐化脓，正如《张氏医通·肺痈》所言："或夹湿热痰涎垢腻，蒸淫肺窍，皆能至此。"肺痈的演变过程可分为初期、成痈期、溃脓期、恢复期等不同阶段，因此，辨治本病应重视早期确诊，及时治疗。早期多表现为风热之邪郁于肺卫，肺失清肃，兼见发热恶寒等表证；成痈期气分热盛，热伤血脉，症见高热、阵寒、咳嗽、气急等；溃脓期痰瘀壅肺，肉腐血败化脓，排出大量腥臭脓痰或脓血痰；恢复期，邪毒渐尽，邪恋正虚，此时应重视扶正祛邪，以扶正为主。

【典型医案】

病例 王某，男，74岁。2014年5月16日初诊。

［主诉］气喘、咳痰半个月。

［病史］患者半月前因受凉感冒，输液治疗后出现发热、恶寒，伴咳嗽，

后逐渐出现高热、咯浓痰，西医诊断为"肺脓肿"，经抗生素治疗后，热退，仍咯痰。

［现症］左侧胸闷，咳嗽，气短，呼吸困难，咯大量腥臭脓血痰，量多，偶有双下肢水肿，口中干涩、口苦，纳一般，进食后烧心，嗳气，大便稍干，下坠感，便意频，小便调，眠一般，盗汗，乏力。舌红，苔薄白，脉弦有力。

问题

（1）本案的辨证思路是什么？

［治疗过程］

初诊处方：苇根 30g，冬瓜仁 30g，生薏苡仁 30g，桃仁 10g，桔梗 10g，浙贝母 10g，制川乌 10g，壁虎 10g，蜈蚣 2g，黄芩 10g，炒莱菔子 10g，甘草 6g，半夏 10g。7 剂，日 1 剂，水煎服。

二诊：服上方 7 剂，效可。胸闷减轻，咯脓血痰稍轻，上方黄芩改为黄芩炭。7 剂，日 1 剂，水煎服。

三诊：服上方效可，仍咯吐脓血，咳嗽，咽中刺痛，守上方加干姜炭 30g。10 剂，日 1 剂，水煎服。

问题

（2）涤浊法在临床中如何应用？

【问题解析】

病例

（1）患者胸闷，咳嗽，气短，呼吸困难，咯脓血痰，量多，均为肺中浊邪壅阻。肺为娇脏、清虚之脏，不耐邪气。本案辨证为浊邪阻肺，选方千金苇茎汤加减，复诊时患者胸闷、咯脓血改善，加黄芩炭以增加清热止血之效；三诊症轻，但仍时咯吐脓血，加入干姜炭以温中止血。

（2）在内科疾病中浊阻之证较为多见，可见以咳喘、肺胀、肺痈等病证为主的浊阻证；以胁肋不适、腹胀、便溏为主的浊阻中焦证；以小腹不适或会阴胀疼的浊阻下焦证，方以千金苇茎汤加减。浊在上焦，加黄芩、桔梗以清肺热，利咽喉；浊在中焦，可合二陈汤加减；浊在下焦，可加滑石、冬葵子以利湿清热。

【学习小结】

肺痈的临床特征为咳吐大量腥臭脓血浊痰。治疗以清热消痈、涤浊排脓为主。针对不同病期，采取不同的治法。已成脓者，则有脓必排，以排脓为首要措施。张磊教授创涤浊法，以千金苇茎汤为基础方加减治之，收效颇佳。

【课后拓展】

1. 熟读《备急千金要方》相关条文。

2. 了解西医学对本病的认识。

3. 参考阅读：张磊．张磊临证心得集．北京：人民军医出版社，2008.

第四章　心系病证

第一节　心悸

心悸，是指病人自觉心中悸动，惊惕不安，甚则不能自主的一种病证，临床一般多呈阵发性，常因情志波动或劳累过度而发作。病情轻者为惊悸，病情重者为怔忡，可呈持续性。多见于西医学中各种原因引起的心律失常及心功能不全等，以心悸为主症者。

【辨治思路】

张磊教授辨治心悸强调明辨虚实。虚证心悸多指因脏腑气血阴阳亏虚，心神失养所致者。若因胸中大气陷落而见心悸胸闷者，治以《医学衷中参西录》升陷汤加减，升举下陷之大气；心血不足而悸者，以归脾汤加减治疗，健脾养心，益气补血，敛心安神，正如《丹溪心法·惊悸怔忡》认为，"人之所主者心，心之所养者血，心血一虚，神气不守，此惊悸之所肇端也"；心阴亏虚，心火内动扰神而悸者，则以天王补心丹加减，滋阴养血，宁心安神；若心阳不振，鼓动无力，则以经方桂枝甘草龙骨牡蛎汤加减，温补心阳，安神定悸；若气阴两虚，心神失主之悸者，则以自拟经验方安心汤加减，此方由生脉散、酸枣仁汤及甘麦大枣汤加山茱萸化裁而成，功能益心气、滋心阴、养肝血、安心神、固正气，张磊教授用此每多获效。

实证心悸则为气滞、血瘀、痰浊、火郁、水饮扰动心神所致。若肝气郁滞，肝郁化火，上扰心神，张磊教授则以丹栀逍遥散加减，清肝泻火以安心神；若为心火亢盛致悸，则以清宫汤加减，清心安神；若痰火扰心，则用黄连温胆汤加减，理气化痰，清胆宁心；若为心脉瘀阻，张磊教授则用血府逐瘀汤加减治疗，活血化瘀，理气通络，收效甚彰，即王清任在《医林改错·血府逐瘀汤所治证目》所言"心跳心慌，用归脾、安神等方不效，用此方百发百中"；若为水饮凌心，则以真武汤温阳利水，宁心安神。

【典型医案】

病例1　桂某，女，63岁。2013年9月25日初诊。

[主诉] 阵发性心慌1月余。

[病史] 早搏病史20余年，现服"参松胶囊"，效可。血压不稳定，脉压差大，血糖偏高。2013年9月本院彩超示胰腺内囊实性占位（发现已10余年），平时无疼痛，胆囊多发结石（已10余年）。

[现症] 阵发性心慌，无力，失眠严重，心烦，入睡可，易醒，醒后难入睡，心烦，每晚睡3～4小时。夜间口干，不欲饮。大便无力，不干，日1行。舌红，苔黄腻，脉沉弦。

问题

（1）本案的辨证要点是什么？

（2）本案的病机特点是什么？

[治疗过程]

初诊处方：生地黄15g，竹叶10g，麦冬20g，炒酸枣仁30g，茯苓10g，淮小麦30g，怀牛膝10g，灯心草3g，丹参15g，夏枯草10g，桑叶10g，丝瓜络10g，生甘草3g，大枣3枚为引。10剂，水煎服，日1剂。

二诊：服上方40剂，效佳。现症：心慌，胸闷大减，眠差，入睡困难，易早醒，心烦，夜间易心慌，燥热，纳可，不喜凉、油腻之品，大便两日1行，不干，排解无力，时有矢气。易烦躁，易上火，时有口苦，有颈椎病，脉压差大。舌红，苔白腻，有裂纹，脉弦数。

处方：连翘 10g，莲子心 3g，麦冬 30g，竹叶 10g，玄参 15g，黄连 6g，金钱草 30g，乌药 10g，珍珠母 30g。10 剂，水煎服，日 1 剂。

问题

（3）首诊处方配伍特点是什么？

（4）二诊所用的主方是什么？

（5）二诊方中加金钱草的用意是什么？

病例 2 王某，男，59 岁。2013 年 9 月 11 日初诊。

[主诉] 频发心慌胸闷 1 月余。

[病史] 患者两个月前饮酒，心悸胸闷发作 1 次，持续 8 小时，经西医治疗症状缓解，近 1 个月因劳累，饱食后频发。曾有高血压、糖尿病史，服药控制。

[现症] 心慌，胸闷，持续时间长短不一，或两小时或几十分钟，有时 1 天两次发作，劳累，饱食后频发，胸无疼痛。大小便正常。舌质舌胖大、暗，苔黄厚腻，脉沉滞。

问题

（1）心悸的常见病因有哪些？

（2）本案的病机是什么？

[治疗过程]

初诊处方：清半夏 10g，陈皮 10g，茯苓 12g，竹茹 30g，炒枳实 12g，黄连 6g，桑叶 10g，丝瓜络 10g，生甘草 6g，石菖蒲 3g。15 剂，水煎服，日 1 剂。

二诊：9 月 30 日。服上方 15 剂，效可。服药期间发作 4 次，3 次时间短，3 秒即消，一次发作半小时左右，自行消失，发作时心慌程度较以前减轻，服药 4 天即停止所有治疗心脏疾病的西医药物。服药期间口干、饮水多，小便多，夜尿次数多，余无不适。舌胖大，暗紫，苔薄黄，脉细。

处方：上方竹茹减为 15g，加淮小麦 30g，生龙骨、生牡蛎各 20g（先煎），炒酸枣仁 20g，远志 10g。15 剂，水煎服，日 1 剂。

三诊：2014 年 5 月 26 日。服上药 25 剂后症状全部改善，停药。自今年 3 月以来工作压力大，偶有发作。现症：近 10 天发作过 1 次，心慌胸闷。舌质暗，苔黄腻，脉缓滞。

处方：清半夏 10g，陈皮 10g，茯苓 10g，炒枳实 10g，竹茹 30g，黄连 6g，冬瓜仁 30g，生薏苡仁 30g，石菖蒲 10g，小麦 30g，生甘草 6g。15 剂，水煎服，日 1 剂。

问题

（3）处方中的主方是什么？如何理解处方配伍？

【问题解析】

病例 1

（1）本案的辨证要点是心悸心烦，失眠易醒，口干，舌红，苔黄腻，脉沉弦。

（2）本案的病机特点是阴血不足，心肝失养，心肝火旺。

（3）首诊方用酸枣仁汤合甘麦大枣、导赤散加减，方用生地黄、酸枣仁、小麦、大枣等滋阴养血，宁心安神；灯心草、竹茹、桑叶、夏枯草、丹参清肝泻火。如此补泻兼施。

（4）二诊心悸、胸闷明显减轻，但仍然心火偏盛，失眠严重，故改用清宫汤加减，清宫汤能够清心泻火，除烦安神，张磊教授常用此方加减治疗心火亢盛所致的心烦失眠等症。

（5）二诊方中加金钱草清热利湿，利胆消石，针对患者多发性胆囊结石对症治疗。

病例 2

（1）心悸的发生多因感受外邪、饮食劳倦、情志所伤、年老体弱及药食不当等，以致气血阴阳亏损，心神失养，心主不安，或痰、饮、火、瘀阻滞心脉，扰乱心神所致。

（2）本案患者由于长期酒食不节，导致脾胃运化失司，痰湿内生，痰郁化火，上扰心神，发为心悸。本案的病机特点在于痰火扰心。

（3）本案方用温胆汤加减，此方纯以二陈、竹茹、枳实、生姜，和胃豁痰，破气开郁。温胆汤中并无温胆之药，而以温胆名方者，亦以胆为甲木，常欲其得春气温和之义耳。同时加合三清汤（桑叶、竹茹、丝瓜络）清肝泄热，石菖蒲豁痰开窍。诸药合用共奏理气化痰、清胆宁心之效。

【学习小结】

从以上病案可以看出，心悸之证往往虚实夹杂、真假相混。心悸的病理性质主要有虚实两端。虚者为气、血、阴、阳亏损，心神失养而致；实者多由痰火扰心，水饮上凌或心血瘀阻，气血运行不畅所致。虚实之间可以相互夹杂或转化。实证日久，病邪伤正，可兼见气、血、阴、阳亏损之状，而虚证也可因虚致实，兼见实证表现。临证重视辨证、用药灵活的特点，方证相应，故能取得良好效果。

【课后拓展】

1.查阅清宫汤、黄连温胆汤的出处，并正确理解其方义。

2.了解西医学对本病的认识及研究进展。

3.参考阅读：张磊.张磊临证心得集.北京：人民军医出版社，2008.

第二节　胸痹

胸痹，是以胸部闷痛，甚则胸痛彻背，喘息不得卧为主症的一种疾病，轻者仅感胸闷如窒，呼吸欠畅，重者则有胸痛，严重者心痛彻背，背痛彻心。多见于西医学中冠状动脉粥样硬化性心脏病之心绞痛、心肌梗死、心脏神经官能症等。

【辨治思路】

胸痹辨治分虚实两端，《金匮要略·胸痹心痛短气病脉证治第九》云："夫脉当取太过不及，阳微阴弦，即胸痹而痛。"将胸痹病机归纳为"阳微阴弦"，"阳微"即本虚，为心之气血阴阳亏虚；"阴弦"即标实，为邪气壅遏胸中，郁阻心脉。张磊教授治疗胸痹，遵仲景胸痹之论，认为胸痹阴盛之因在于寒凝、气滞、痰浊、蓄血四者，寒邪凝滞者，则以枳实薤白桂枝汤合乌头赤石脂丸辛温散寒，宣通心阳；气滞心胸者，以柴胡疏肝散或逍遥散疏肝理气，活血通络；痰浊闭阻者，则宜以涤浊之法，荡涤浊邪，以涤浊汤为主；痰热壅塞者，以黄连温胆汤合瓜蒌薤白半夏汤加减，清热涤痰，宣通脉络；心血瘀阻者，则以血府逐瘀汤活血化瘀，通脉止痛；心脉瘀阻兼有阴虚者，则以张磊教授自拟经验方丹百汤加减治疗，该方由丹参饮合百合汤化裁而成，丹参饮有辛香温通、理气活血之功，百合汤具养阴理气、活血止痛之效，两者相合，活血不留瘀，理气不温燥。

阳微之因则在于心之气血阴阳不足，久之及肾。心气阴两虚，心神失养者，生脉饮合酸枣仁汤化裁，益气养阴，活血通脉；大气虚衰，斡旋无权者，升陷汤加减，升举大气；心阳虚损者，用桂枝甘草龙骨牡蛎汤加减，振奋心阳；心病日久，损及于肾，真阳不足，水气凌心者，施以真武汤化裁，温阳化饮；阳损及阴，阴阳两虚者，用生脉饮加附子化裁。

【典型医案】

病例1 杨某，女，65岁。2009年1月9日初诊。

[主诉] 胸痛间断发作4个月。

[病史] 4个月前体检发现冠心病，甘油三酯偏高。

[现症] 劳累及受凉后胸痛发作，服硝酸甘油后缓解，无胸闷、心悸，纳可，眠一般，二便调。舌质红，苔薄黄，脉沉有力。

问题

（1）胸痹的病因病机是什么？

（2）胸痹常见的证型有哪些？

[治疗过程]

初诊处方：丹参30g，檀香3g（后下），砂仁3g（后下），降香6g，制附子10g（先煎），生薏苡仁30g，党参15g，山茱萸10g，浮小麦30g，郁金10g，生姜3片，大枣4枚（切片）为引。17剂，水煎服，日1剂。

二诊：2月4日。服上方17剂，效可。现症：胸痛次数减少，时间亦缩短，恶寒身冷，纳眠可，二便调。舌质暗红，苔薄黄，脉沉有力。

处方：桂枝15g，生白芍15g，制附子15g（先煎），生薏苡仁30g，丹参30g，檀香3g（后下），砂仁3g（后下），降香6g。7剂，水煎服，日1剂。

三诊：2月11日。服上方7剂，效佳。现症：稍有胸闷，无畏寒，晨起汗出，纳眠可，二便调。舌质暗红，苔薄白，脉细。

处方：遵上方附子减为10g，加浮小麦30g，炒酸枣仁30g。7剂，水煎服，日1剂，分早晚两次温服。

问题

（3）本案的辨证思路是什么？

（4）首诊处方的配伍特点是什么？

（5）首诊方中加山茱萸的用意是什么？

（6）二诊合用桂枝汤的用意是什么？

病例 2　张某，女，40 岁。2017 年 5 月 24 日初诊。

[主诉]夜间胸闷、气短 4 年，加重半年。

[病史]近 4 年来常无明显诱因出现夜间胸闷气短，平素焦躁易怒。

[现症]夜间 12:00 至凌晨 4:00 间常胸闷，气短，烦躁，不能平卧，活动后减轻，空气不流通则症状加重，无法入睡，须开窗睡觉，平常手脚凉，心烦易怒，纳可，大便调，小便黄，月经先期 5～7 天，量色可，有少量血块。舌质淡，有齿痕，苔薄白腻，脉数而促。

问题

（1）本案的辨证思路是什么？

[治疗过程]

初诊处方：柴胡 10g，生白芍 15g，当归 10g，炒白术 10g，茯苓 10g，薄荷 3g（后下），制香附 6g，牡丹皮 10g，栀子 10g，麦冬 15g，生甘草 3g。15 剂，水煎服，日 1 剂，分早晚两次温服。

二诊：6 月 12 日。服上方 10 剂，夜间胸闷明显减轻。现症：天气阴闷时胸闷，头懵，大便溏，日 1 行，眠可，夜间皮肤瘙痒，挠后起红疹，可自行消退，口干，口臭。舌质淡红，苔白腻，脉沉滞。

处方：守原方加炒枳壳 10g，黄芩 10g，连翘 10g。5 剂，水煎服，日 1 剂，分早晚两次温服。

三诊：9 月 13 日。服上方 15 剂，诸症均减。现症：近 1 个月复出现凌晨 1:00～5:00 胸闷，气短，伴头懵，烦躁，不能平卧，大便溏，日 1～2 行，小便黄，口干，口苦。舌淡，伴有瘀斑，苔薄黄腻，脉沉滞。

处方：党参 10g，麦冬 15g，五味子 10g，生地黄 10g，通草 3g，竹叶

10g，生甘草 3g。10 剂，水煎服，日 1 剂，分早晚两次温服。

问题

（2）二诊方中加入枳壳、黄芩的用意是什么？

（3）三诊为何改用生脉散合导赤散加减？

【问题解析】

病例 1

（1）胸痹的发生多与寒邪内侵、饮食失调、情志失节、劳倦内伤、年迈体虚等因素有关。其病机有虚实两方面，实为寒凝、气滞、血瘀、痰浊痹阻心脉；虚为心脾肝肾亏虚，心脉失养。在本病证的形成和发展过程中，大多因实致虚，亦有因虚致实者。

（2）胸痹常见的证型有心血瘀阻证、气滞心胸证、痰浊闭阻证、寒凝心脉证、气阴两虚证、心肾阳虚证。

（3）患者以"胸痛时作 4 月余"为主诉，劳思和受凉后发作，有心阳不足的情况，发作较急，无胸闷，当属血瘀为主，有气滞，心气不足，结合舌脉，诊为胸痹，病机为瘀血阻滞，胸阳不振。

（4）首诊方选丹参饮合薏苡附子散加味。丹参饮出自《时方歌括》，具有活血化瘀、行气止痛之功，为治心胃诸痛证属血瘀气滞的首选方，其用量要把握好，丹参应与檀香、砂仁保持原方比例，否则会影响疗效。薏苡附子散出自《金匮要略·胸痹心痛短气病脉证治第九》"胸痹缓急者，薏苡附子散主之"。其方重在缓急，缓解急性发作，布胸阳以消阴霾，温心阳以散寒凝，助丹参饮化瘀通心脉。佐降香化瘀止痛，郁金行气解郁，活血止痛，二药皆入心经，既为佐药也为引药；党参取独参汤之意，合附子以补元气，回阳救逆。加小麦、大枣为甘麦大枣汤以养血安神。全方经方、时方巧妙结合，君臣佐使分工明确，药虽不多，信息量极大，值得同行借鉴。

（5）山茱萸是张锡纯救脱经验用药，张锡纯认为："山茱萸之性，不独补肝也，凡人身之阴阳气血将散者，皆能敛之，故救脱之药，当以萸肉为第一。"张磊教授亦常以此药收敛救脱。

（6）二诊服后得效，心血得复，发作次数减少，伴见恶寒、身冷等卫气不固的情况，守丹参饮加薏苡附子散温心阳，化瘀血，兼固元气；加桂枝汤，取桂枝加附子汤之意固卫气，温通心阳。

病例2

（1）患者夜间常胸闷、气短、烦躁，平常心烦易怒，乃肝郁气滞，有郁化火之征，发于夜间多为阴不足，结合舌脉及病史，证属肝郁气滞，气郁化火，故方选丹栀逍遥散加减，以疏肝解郁、清热通络。

（2）二诊服后，阴血得营，夜间发作减轻，邪未净去，内外相感，故天阴时加重，夜间皮肤瘙痒为郁热欲外达而散之征，续守原方，加枳壳合前方柴、芍有四逆散之意，以疏肝和脾；佐黄芩合柴胡有小柴胡汤之意清解郁火；加连翘透热外出，使邪有出路，则瘙痒可愈。

（3）三诊服后，诸症皆减，近1个月复出现凌晨胸闷、气短伴烦躁，为心之气阴不足，火偏旺之象，肝脾已安，调心善后，拟补养心之气阴兼清心火，予生脉饮补心之气阴；夜半而发，加生地黄以养阴育阳；有心烦，加竹茹清心宁神；少佐通草给邪以出路。二方相合，以生脉饮育气阴，导赤散泻心火，邪去正安。

【学习小结】

从以上病案可以看出，胸痹病机属本虚标实，临床以虚实夹杂多见，具有发作期以标实为主，缓解期以本虚为主的特点。其治疗原则应先治其标，后治其本，先从祛邪入手，然后再予扶正，必要时可根据虚实标本的主次，兼顾同治。张磊教授治疗胸痹，总以燮理阴阳、扶正祛邪、理气活血、豁痰涤浊、益气养血、滋阴温阳为法。

【课后拓展】

1.认真诵读《金匮要略》关于胸痹心痛的条文，并理解条文的意义。

2. 了解西医学对本病的认识及研究进展。

3. 参考阅读：张磊. 张磊临证心得集. 北京：人民军医出版社，2008.

第三节 不寐

不寐，是以经常不能获得正常睡眠为特征的一类病证，主要表现为睡眠时间、深度的不足。轻者入睡困难，或寐而不酣，时寐时醒，或醒后不能再寐；重则彻夜不寐。常见于西医学中的神经官能症、更年期综合征、慢性消化不良、贫血等。

【辨治思路】

《景岳全书·不寐》中论："不寐证虽病由不一，然惟知邪正二字则尽之矣……一由邪气之扰，一由营气之不足耳。"不寐病因虽多，张磊教授治之亦不离虚实两端。实证不寐，若肝郁化火，肝火扰心者，以丹栀逍遥散加减，疏肝泻热，宁心安神；痰热内扰者，宜黄连温胆汤化裁，清化痰热，和中安神；心火亢盛者，以清宫汤合导赤散化裁，清心安神，导热自小便出；"顽疾多瘀血"，心血瘀阻致长期顽固不寐者，用血府逐瘀汤加减，活血化瘀安神。因虚不寐，若心脾两虚者，宜归脾汤加减，补益心脾，养血安神；心肝血虚者，以四物汤合酸枣仁汤化裁，补血活血，清火养神；阴虚阳浮，痰火内伏者，则以经验方眠安汤加减，滋阴清热，化痰安神；肾阳虚衰者，宜右归丸加减，温补命门之火。不寐虽有虚实之分，有邪无邪之别，张磊教授治其总以补虚泻实，燮理阴阳以安神宁心为大法。

【典型医案】

病例 1 孟某，女，44 岁。2017 年 1 月 11 日初诊。

[主诉] 眠差 1 年，加重两个月。

[病史] 患者 1 年前无明显诱因出现眠差，近两个月加重，服"舍曲林"、

舒肝解郁胶囊后无明显效果。

［现症］入睡困难，眠浅易醒，梦多，醒后难以入睡。近两个月无明显诱因出现每夜入睡 1～2 小时，甚则彻夜不寐，白天亦无睡意，头稍晕，精神尚可，四肢稍乏力，平素易口腔溃疡，活动后易出汗，偶有盗汗，饮大枣、小麦后好转，常焦虑，时悲伤欲哭。月经周期 27 天，量少，持续 4 天，色鲜红，偶暗红。纳可，平素大便正常，小便色清，口干，喜饮大量温水，早起易口苦。舌质红，苔黄腻，脉细。

问题

（1）不寐的病因病机是什么？

（2）本案不寐的病机是什么？

［治疗过程］

初诊处方：连翘 10g，莲子心 3g，麦冬 30g，竹叶 10g，黄连 6g，炒枳实 10g，生白芍 15g，玄参 30g。10 剂，水煎服，日 1 剂，分早晚两次温服。

二诊：1 月 25 日。服上方 10 剂，睡眠改善。现症：每晚能睡 4 个小时，眠浅易醒，梦多，大便稍稀，现仍服抗抑郁药，停服中药则大便干，两日 1 行，纳可，小便正常，口干、口苦明显，时有烘热汗出、焦虑，月经周期 28 天，量少，行经 1～2 天。舌质暗红，苔薄黄腻，脉细。

处方：生地黄 15g，生百合 30g，炒酸枣仁 15g，茯苓 10g，茯神 10g，竹叶 10g，灯心草 3g，怀牛膝 10g，夏枯草 10g，麦冬 10g，清半夏 10g，生甘草 6g，大枣 3 枚（切开）为引。15 剂，水煎服，日 1 剂，分早晚两次温服。

问题

（3）本案张磊教授用清宫汤治疗失眠的辨证要点是什么？

（4）二诊为何要改用眠安汤？

（5）首诊方中加半夏、夏枯草的用意是什么？

病例 2 田某，男，52 岁。2016 年 5 月 18 日初诊。

[主诉] 不寐 15 年。

[病史] 患者诉失眠、多梦、入睡难，易醒 15 年余，出差时症状加重，曾服中药治疗效果较差，现仍一直服用安眠药。

[现症] 入睡难，多梦易醒，失眠严重时，白天有头懵感、头晕感，颈项不舒，四肢自觉发软无力，食后胃胀，大便日 3～5 行，长期不成形，纳可，偶有口干苦，饮水量多，小便常偏黄。舌淡，苔根部白腻，脉沉滞。

问题

（1）本案体现了张磊教授临证八法的哪一法，代表方是什么？

[治疗过程]

初诊处方：炒山楂 15g，生山楂 15g，炒车前子 15g（包煎），生车前子 15g（包煎），炒麦芽 15g，炒神曲 10g，清半夏 10g。10 剂，水煎服，日 1 剂，分早晚两次温服。

二诊：8 月 1 日。服上方 20 剂，睡眠及腹泻较前明显好转，但饭后腹胀。现症：喝酒后出现腹泻，平时仍乏力，欲再调理，地西泮片已减量。舌质淡红，苔薄白，脉沉滞略数。

处方：清半夏 10g，干姜 6g，党参 10g，黄芩 10g，黄连 6g，厚朴 12g，炙甘草 6g，小麦 30g，大枣 3 枚（切开）为引。20 剂，水煎服，日 1 剂，分早晚两次温服。

三诊：12 月 26 日。服上方 20 剂，自觉第一次服后效果好。现仍大便不成形，日 4～5 行，失眠，梦多，易早醒，紧张时易头懵，颈项不舒，四肢自觉发软无力，腹中肠鸣多，食量少，小便偏黄。另诉右侧腰部不适。舌质淡暗，苔白腻，有齿痕，脉沉细。

处方：炒车前子 15g（包煎），生车前子 15g（包煎），炒山楂 15g，生山楂 15g，炒山药 15g，生山药 15g。20 剂，水煎服，日 1 剂，分早晚两次温服。

问题

（2）通过本案分析张磊教授燮理法核心思想是什么？

【问题解析】

病例1

（1）人体脏腑调和，气血充足，心神安定，卫阳能入于阴，"阴平阳秘"，则夜寐安。如饮食不节，情志失常，劳倦、思虑过度，及病后、年迈体虚等因素，导致心神不安，神不守舍，不能由动转静，从而导致不寐病证。总的来说，不寐的病机为阳盛阴衰，阴阳失交。一为阴虚不能纳阳，一为阳盛不得入于阴。

（2）本案的病机是心火亢盛，心神不安。

（3）张磊教授用清宫汤治疗失眠的辨证要点如下：①有心火亢盛的表现，本例患者有口腔溃疡、舌红、口苦；②有精神症状，如本患者有焦虑、悲伤欲哭等表现；③有阴虚的症状，如本例患者有口渴、盗汗、月经量少等表现。

（4）二诊服上药睡眠改善，心火已折，但余火未清，阴液未复，因上方过苦，不利久服，故改用眠安汤加减，滋阴养血，清热安神，徐徐调理。

（5）夏枯草、清半夏是张磊教授治疗失眠的对药，半夏得阴而生，夏枯草得阳而长，二药相伍有曲尽阴阳调和之妙。

病例2

（1）本案体现了张磊教授临证八法中的燮理法。"阳入于阴则寐，阳出于阴则寤"，失眠总体来说与阴阳失调相关；燮理法是张磊教授治疗阴阳、脏腑、气血失调常用方法，代表方为山车汤（生、炒车前子，生、炒山楂）。该方得一阴一阳之理，行阴阳失衡之妙，张磊教授常用此治疗失眠、腹泻等病情不重、病程较长的病证，常获良效。

（2）回顾患者的三次诊治过程，有助于我们理解张磊教授燮理法的核心思想——纠偏，或阴阳失衡或气血失调，或气机失常，只要能紧扣病机，选方用药可灵活多变，以达"四两拨千斤"的效果。

【学习小结】

不寐多为情志所伤，饮食不节，劳倦思虑过度，久病、年迈体虚等因素引起的脏腑功能紊乱，气血失和，阴阳失调，阳不入阴而发病。病位主要在心，与肝、脾、肾有关。病理性质有虚实之分。实证者，多因肝郁化火，痰热内扰引起心神不安所致，治当清肝泻火，清热化痰，佐以宁心安神；虚证者，多由心脾两虚，心肾不交，心胆气虚引起，治当补益心脾，滋阴清热，交通心肾，益气镇惊，佐以养心安神。

此外，不寐属心神病变，日常应从以下两个方面养护心神。首先，应重视精神调摄。积极进行心理情志调整，克服紧张、兴奋、焦虑、抑郁等不良情绪，做到喜怒有节，保持精神舒畅。其次，养成良好的睡眠习惯。应养成定时睡眠的习惯，睡前忌浓茶、咖啡及吸烟，避免从事紧张和兴奋的活动，养成定时就寝的习惯；另外，要注意睡眠环境的安宁，床铺要舒适，卧室光线要柔和，并努力减少噪声，去除各种可能影响睡眠的外在因素。

【课后拓展】

1. 认真诵读《黄帝内经》中关于不寐的相关篇章，从而深刻把握不寐的病因病机。

2. 了解西医学对本病的认识及研究进展。

3. 参考阅读：张磊. 张磊临证心得集. 北京：人民军医出版社，2008.

第五章 脾胃系病证

第一节 胃脘痛

胃脘痛,又称为胃痛,是指以胃脘近心窝处疼痛为主症的病证。多伴有上腹胀、纳呆、恶心、呕吐、嘈杂、反酸、嗳气等症。本病发病率较高,尤其是老年人,呈反复性发作。胃痛常见于西医学的急慢性胃炎、消化性溃疡、功能性消化不良、胃黏膜脱垂等。西医学多针对病因给予根除幽门螺杆菌(Hp)治疗,应用质子泵抑制剂、胃黏膜保护剂甚至手术等疗法,但疗效不稳定,易反复发作。中医对本病的治疗具有独特优势。

【辨治思路】

胃痛之病,虽有不通、不荣、寒凝等诸多因素,但瘀血阻滞为主要病机。张磊教授诊治该病首先辨"瘀"之有无,以舌下脉络是否瘀曲为主要鉴别点;在"瘀"的基础上,再审查是否兼夹郁、浊、毒。若兼口苦、胁胀等肝气郁滞者,多为肝郁夹瘀。舌苔厚腻、脉滑者,多为浊邪与瘀血互结。"毒"邪的辨别除了脾胃热象明显外,还可参照西医检查结果,表现为胃糜烂、消化性溃疡、胃不典型增生等,辨证为瘀毒内蕴。

正气之虚实决定本病不同阶段治疗的方向,张磊教授虽善从"瘀"辨治胃痛,然若疾病的主要矛盾以正虚为主者,则先扶正,正气充盛后,再酌情调整。正虚多表现为气血阴阳的不足,尤以气虚、阴虚和阳虚为主,气虚和阴虚相应地治以补气和滋阴，阳虚即虚寒，张磊教授认为，胃寒之证可直接温散，若治之不应，求之于肝，散胃寒需不忘暖肝，正如《临证指南医案》所云："肝为起病之源，胃为传病之所。"

【典型医案】

病例 1 杨某，男，23 岁。2013 年 6 月 26 日初诊。

［主诉］胃痛 3 年余。

［病史］3 年前因听力下降，治疗过程中服药过多，引起胃脘不适。查胃镜示慢性浅表性胃炎。

［现症］胃不适，胃痛，白天痛多，纳差，食后头晕，嗳气、矢气多，口有异味，食凉物易腹泻，乏力，小便黄。舌质紫暗，苔白，脉沉滞。

问题

（1）本案辨证为胃脘痛哪种类型，辨证要点是什么？

［治疗过程］

处方：柴胡 10g，陈皮 10g，川芎 10g，生白芍 10g，炒枳实 10g，制香附 10g，高良姜 6g，延胡索 10g，蒲公英 15g，生薏苡仁 30g，生甘草 6g。10 剂，水煎服，日 1 剂。

问题

（2）为何加高良姜、延胡索、蒲公英、生薏苡仁？

病例 2 吴某，女，22 岁。2013 年 1 月 9 日初诊。

［主诉］胃痛 3 年。

［病史］2010 年 5 月于南阳市某中心医院查胃镜示胆汁反流性胃炎伴糜烂。2011 年复查胃镜示慢性浅表性胃炎伴窦部隆起糜烂伴胆汁反流，食管炎（符合念珠菌性食管炎镜下指征）。于 2011 年 8 月在浙江桐乡市某中医院行胃

窦息肉隆起电切术，术后胃出血，大便带血，输液治疗 1 周。2012 年复查胃镜示食管、胃、十二指肠未见异常。

［现症］胃痛，常于夜间睡眠中出现，饭前饭后亦痛，腹不胀，大便偏干。舌质暗，脉沉滞。

> 问题
>
> （1）此案属于胃痛的哪种证型，其辨证要点是什么？

［治疗过程］

处方：丹参 30g，檀香 3g（后下），砂仁 3g（后下），五灵脂 10g，蒲黄 10g（后下），生百合 30g，乌药 10g。6 剂，水煎服，日 1 剂。

> 问题
>
> （2）经验方丹百汤的药物组成及适应证？
>
> （3）丹参饮中檀香、砂仁为何用量较小？

病例 3　吴某，男，60 岁。2014 年 12 月 1 日初诊。

［主诉］胃痛 10 年。

［病史］2014 年 11 月 22 日于河南省人民医院检查：慢性浅表性胃炎、胃窦炎，轻度胃下垂。近两个月加重。

［现症］胃痛、胃胀，午后加重，夜间痛甚不得眠，失眠多梦，夜间口苦，精神困乏，气短，手脚发凉，纳食减少，二便调。舌质红，苔白略厚，脉沉滞。

> 问题
>
> （1）本案的辨证要点是什么？

[治疗过程]

初诊处方：丹参 30g，檀香（后下）3g，砂仁 3g（后下），制鳖甲 10g，炒槟榔 10g，大枣 4 枚（炒黑）为引。10 剂，水煎服，日 1 剂。

二诊：12 月 15 日。服上方 10 剂，胃痛未发作，过去平均一月发作 1～3 次。现自觉腹部下坠感，左侧较明显，晨起大便后下坠明显，须休息半小时方能缓解。舌暗红，苔白微腻，脉细。上方加生百合 30g，乌药 10g，继服 10 剂。

问题
（2）运用丹参饮有何妙处？

【问题解析】

病例 1

（1）此案辨证为肝胃不和型胃痛，辨证要点为嗳气、矢气、腹泻、尿赤。胃失和降，气机不畅，胃肠郁滞，则嗳气、矢气；饮食不慎，影响胃的和降，土郁木壅，则腹泻。

（2）此案属于肝胃不和型胃痛，此外，食后头晕、口中异味、小便黄是胃肠湿热之症，故加蒲公英、生薏苡仁清热祛湿入脾胃；且胃痛不胀，病变已及血分，故处以柴胡疏肝散加减，加良姜止心气痛之攻冲，延胡索行气活血止痛入肝经。

病例 2

（1）此案属于胃络血瘀型胃痛，其辨证要点为胃痛病程长，于夜眠时明显，舌质暗，脉沉滞，此外，根据胃镜检查示胃黏膜有糜烂，故可辨证为血瘀型胃痛。

（2）丹百汤是自拟的经验方，药有丹参、檀香、砂仁、瓜蒌、郁金、生百合、乌药，由丹参饮与百合汤加瓜蒌、郁金化裁而成。全方药味少，用量轻巧，适用于心气不足，心血瘀滞，胸有小痛所致失眠，气滞血瘀兼阴虚所致的胸痛、腹痛、胁痛等病证。

（3）丹参饮治气滞血瘀所致的心胃气痛，该证初起多气结在经，久病则血滞在络，即叶天士所谓"久痛入络"。血之运行，有赖气之推动，若气有一息不运，则血有一息不行，况血瘀气亦滞，故配伍少量檀香、砂仁以温中行气止痛。本方药味虽简，但配伍得当，气血并治，刚柔相济，是一首祛瘀、行气、止痛良方，故陈修园谓其"稳"。

病例 3

（1）该患者胃痛，西医学已明确诊断为"慢性浅表性胃炎""胃窦炎""轻度胃下垂"，对症治疗，其发病时间久，下午至夜间痛多、夜间口苦，手脚凉等症判断病在里、在阴。辨证要点为"阴维为病苦心痛"。指出了病的部位、性质。《难经·二十九难》曰："阳维为病苦寒热，阴维为病苦心痛。"三阳俱属于表，与阳维脉交汇于头，故其证以寒热为主；三阴俱属于里，与阴维脉交汇于腹，故其证以心腹痛为主。阴维脉病候是对足三阴病候共同点的高度概括。

（2）丹参饮用药精简，虽只有三味药，然为治疗血瘀气滞导致的心胃气痛之良方。《时方歌括》曰："丹参饮中用檀香，砂仁合用成妙方，血瘀气滞两相结，心胃诸痛用之良。"鳖甲能滋肝肾之阴而潜纳浮阳，能软坚散结，且可破瘀通经治疗胸胁痛。枣槟汤是民间治疗胃痛的验方。诸方合用，收效甚著。复诊效不更方。

【学习小结】

《临证指南医案·胃脘痛》云："夫痛则不通。"各种原因导致的胃络不通均能引起胃痛。张磊教授认为脾胃病中痞满多病在气分，而胃痛多病在血分。气分郁阻日久，亦可导滞气血瘀滞，瘀阻胃络，不通则痛，此为胃痛的基本病机，临床以丹参饮为基础方加减治之。

【课后拓展】

1.熟读《时方歌括》相关条文。

2. 了解西医学对胃脘痛的认识及研究进展。

3. 参考阅读：张磊. 张磊临证心得集. 北京：人民军医出版社，2008.

第二节　痞满

痞满，是指以自觉心下痞塞，胸膈胀满，触之无形，按之柔软，压之无痛为主要症状的病证。本病多为慢性起病，时轻时重，呈反复发作，缠绵难愈，常伴有嗳气、泛酸、纳差等症。根据其临床表现和发病特点，西医中的慢性胃炎、功能性消化不良、胃下垂等可归属于本病。

【辨治思路】

首辨虚实，重视浊邪。虚实病机贯穿痞满病程始终。张磊教授认为在辨虚实时应注意以下两个方面：第一，脉象和二便可作为主要突破口，脉诊辨虚实简便易察，脉有力多实而无力多虚，《黄帝内经》："中虚，溲便为之变"，大小便情况最能直接反映脾胃的运化功能，尤其是大便，大便干结、排便不畅多为实证，大便溏薄、完谷不化则虚证多见。第二，病程中早期，病机常以实证为主，或虚实错杂，尤其是虚实夹杂证，疾病缠绵难愈，最易酿生浊邪，此时，当以涤浊为要，并兼察正气强弱而随症施治。

次察寒热，兼顾气阴。辨别寒热轻重是治疗痞满病的前提。张教授主张以舌象定寒热偏倾，例如舌红苔黄以热为主，舌淡苔白以寒为主，并结合症状审查是否为寒热夹杂及寒热之轻重。此外，在疾病的中后期，正气渐弱，易导致人体气血阴阳的虚损，尤其以气虚和阴虚最为常见，寒邪易损伤阳气，多表现为脾胃气虚，日久亦可致脾胃虚寒，热邪易耗伤阴津，常见胃脘痞闷、饥不欲食等胃阴不足证，因此，细审寒热之后，亦须详察脾气和胃阴是否充足。

【典型医案】

病例 1　杨某，男，23 岁。2013 年 6 月 26 日初诊。

［主诉］间断胃胀 3 年。

［病史］去年 11 月中医一附院查肠镜示慢性结肠炎，直肠炎，直肠息肉。今年 3 月在肛泰肛肠医院查胃镜示胆汁反流性胃炎伴糜烂，十二指肠球部多发溃疡。曾服中药健脾理气消食类 7 天，乏效。平时抽烟，日半包，在外就餐。

［现症］胃脘部胀、满、疼，胃中灼热，腹胀，反复发作，大便成形、偏干，排不净感。舌胖大，苔白滑，脉沉滞。

问题

（1）本案的辨证要点是什么？

［治疗过程］

初诊处方：清半夏 12g，干姜 6g，党参 10g，黄芩 10g，黄连 6g，厚朴 6g，炒枳实 6g，蒲公英 15g，炙甘草 6g。6 剂，水煎服，日 1 剂。

二诊：8 月 14 日。服上方 12 剂，胃中灼热减轻。现胃脘胀气，饥时胃中难忍，稍食可好转，近日浑身无力，大便成形，排不净感，胃中满，有气上冲。舌胖大，淡红，苔薄白，脉沉滞。

处方：白及 10g，重楼 10g，蒲公英 15g，炒枳实 10g，香橼 10g，生黄芪 15g，煅乌贼骨 10g，煅瓦楞子 10g，生甘草 3g。10 剂，水煎服，日 1 剂。

问题

（2）此案为何先以辛开苦降之法治疗痞满？

（3）二诊所用经验方与西药相比有何特色？

病例 2　宋某，女，35 岁。2013 年 8 月 23 日初诊。

［主诉］胃胀 4 年余。

［病史］自诉夏季饮冷（饮料、酸奶）较多开始胃胀，后渐渐加重，逐渐消瘦。检查示肠系膜上动脉压迫后遗症。

［现症］胃脘胀满，从心下至少腹，按之舒，矢气、嗳气稍舒，食则胀，颈肩腰背痛，上肢关节痛，右腿酸（诊为强直性脊柱炎 8 年），纳差，二便可，眠差，晨起不解乏。舌鲜红，苔薄白，舌体瘦小，脉沉滞细。

问题

（1）此案属于痞满的哪种证型？

［治疗过程］

初诊：清半夏 10g，干姜 6g，党参 10g，黄芩 10g，黄连 3g，大黄 3g（后下），炒枳实 6g，炙甘草 6g，大枣 3 枚为引。7 剂，水煎服，日 1 剂。

二诊：9 月 6 日。服上方胃胀好转。现症：双上下肢、项部过电感，自觉腹部有气向下排，纳差，食多则恶心呕吐，大便解不净感，打嗝后腹胀好转，怕冷。舌质淡红，苔薄白，脉细弱。

处方：党参 10g，炒白术 6g，干姜 6g，砂仁 3g（后下），清半夏 6g，青皮 3g，酒大黄 3g（后下），炙甘草 3g。10 剂，水煎服，日 1 剂。

问题

（2）本案的诊疗思路是什么？

病例 3 张某，女，46 岁。2013 年 5 月 18 日初诊。

［主诉］胃胀两年余。

［病史］平素易心烦急躁，时有烘热汗出。大便溏结不调，小便可。今年断经。

［现症］胃胀，不痛，无明显规律，饭后重，觉有气顶，胃中不适，咽喉异物感，纳可，不敢多食，眠一般，晨起口苦。舌淡红，胖大，有齿痕，苔

薄黄，脉沉滞。

问题

（1）本案《中医内科学》的诊断是什么？谈谈对本病的认识。

[治疗过程]

初诊处方：炙甘草15g，小麦30g，黄连6g，蒲公英15g，柴胡10g，炒枳壳10g，生白芍10g，清半夏10g，厚朴10g，苏梗6g，大枣6枚（切开）为引。10剂，水煎服，日1剂。

二诊：6月28日。服上方胃仍胀，大便正常。

处方：清半夏12g，干姜10g，党参10g，黄芩10g，黄连6g，香橼10g，蒲公英30g，生甘草6g。10剂，水煎服，日1剂。

三诊：9月2日。服上方30剂，效显。现症：胃胀明显好转，能吃饭，胃脘偶尔痛，生气时明显。咽部有异物感，气顶已不明显。纳少，大便调。晨起偶尔口苦，左眼角有脓腔，流脓，不想手术。仍烘热汗出，易急躁心烦，自觉舌尖有麻辣感，怕冷，手脚发凉。舌质红，苔腻，脉沉滞。

处方：川芎6g，炒苍术10g，炒神曲10g，制香附10g，栀子6g，灯心草3g，连翘10g，蒲公英15g，小麦30g。10剂，水煎服，日1剂。另：黄连6g，黄柏6g。1剂，煎水外涂左眼角患处。

问题

（2）此病与梅核气有何异同？

【问题解析】

病例1

（1）此案辨证要点为胃脘部胀、满、疼，大便成形、偏干，排不净感，舌胖大，苔白滑，脉沉滞。此为寒热错杂之证，以单纯的健脾理气之法不但乏效，而且可能会加重胃痞。

（2）患者胃脘痞塞，胀满甚于疼痛，为脾胃气机升降失常，痞塞于中焦所致，胃中灼热感提示本病也有气机壅滞化热的原因。急则治其标，当先用半夏泻心汤辛开苦降，消痞散结，调畅中焦气机，为下一步治疗扫除障碍，待痞胀减轻再酌方。又因胀满症状明显，加厚朴、枳实增强行气的力量。临床上用蒲公英治疗幽门螺杆菌阳性的症状。

（3）西医治疗胆汁反流性胃炎伴糜烂及十二指肠溃疡多以保护胃黏膜、促胃肠动力、制酸、抗炎杀菌为主，长期用药会增加患者机体的抗药性和不良反应。此经验方不仅具有开郁、导滞、止酸、敛溃等功效，而且可制酸、抗炎灭菌、促进胃肠膜修复。机制为白及能保护胃黏膜，枳实、重楼、蒲公英能抗炎杀菌，且枳实能增加胃肠蠕动，煅乌贼骨、煅瓦楞子能中和胃酸，黄芪能敛疮生肌，愈合疮疡面，故与西药相比更加安全有效。

病例2

（1）本病属于寒热错杂型，患者食后则胀，食饮冷出现腹胀、苔薄白、脉沉细，此为寒证之象，然舌质红、舌体瘦小为热象，故辨证为寒热错杂型。

（2）此案处方用药少，药味用量轻，属于八法中的灵动法。患者平素饮食不节，冷热不禁，损伤脾胃，使脾胃升降功能失常。《素问·五脏别论》云："六腑以通为用，以降为顺。"《素问·六微旨大论》又云："升已而降，降者为天；降已而升，升者为地。"故投以半夏泻心汤，平调寒热，消痞除胀。外加大黄、枳实以通腑气，使浊气得降。如是则脾升胃降，气机升降正常，腹胀亦除。

病例3

（1）此病案诊断为痞满，患者因生气而出现胃胀，伴随咽喉异物感，易心烦急躁，烘热汗出，大便溏结不调，考虑为气滞痰凝，郁火伤阴之脏躁证，拟疏肝解郁、柔肝缓急之法治之，故以四逆散合甘麦大枣汤、半夏厚朴汤为底方加减，结合现代药理研究，加蒲公英抑制幽门螺杆菌。二诊时胃仍胀，大便正常。转换思路，从痞证论治，拟辛开苦降之半夏泻心汤加疏肝解郁、理气和中之香橼以治之，病人服30剂，胃胀明显减轻，仍心烦急躁、烘热汗出。三诊仍从郁证论治，拟行气解郁之越鞠丸合补益心脾之甘麦大枣汤善后。

（2）痞满多以气郁为主，多为肝气郁结，横逆犯胃所致，临床多表现为情绪易波动、心烦急躁汗出、纳食不佳等症状；梅核气多表现为咽部异物感，咳之不出，咽之不下，随情绪的波动而症状加重。二者均以气郁痰阻为基本病机。

【学习小结】

外感寒湿、湿热，表邪入里，或饮食不节，停滞胃腑，或肝气郁滞，肝气犯胃，均可阻塞中焦气机，导致脾胃气机升降失常，而发为痞满。黄元御云："脾为己土，以太阴而主升，胃为戊土，以阳明而主降，升降之权，则在阴阳之交，是谓中气。"故治疗痞满，应以调畅中焦气机为主，方用半夏泻心汤、四逆散、越鞠丸等。

【课后拓展】

1. 熟读《伤寒论》相关条文。

2. 了解西医学对本病的认识及研究进展。

3. 参考阅读：张磊.张磊临证心得集.北京：人民军医出版社，2008.

第三节　便秘

便秘，是指排便次数减少（每周排便＜3次），粪便干硬难下，或粪质不干但排便困难的病证，常伴腹胀、腹痛、纳差、口臭等症状。西医学中的功能性便秘、药物性便秘及直肠肛门疾患、内分泌代谢疾病的引起的便秘均可归属于本病。

【辨治思路】

《素问·标本病传论》云："小大不利治其标，小大利治其本。"便秘之病虽虚实可见，但总体应以通大便为第一要务。张磊教授认为，本病邪盛者，当先去其邪，而察病之标，首先应审查是否有湿浊、食积及实热等实邪的阻滞，湿浊盛者，多见舌苔厚腻，大便黏滞不畅；食积者，多伴脘腹胀满、嗳气酸馊等；热邪壅盛者，常以舌红、苔黄、大便干结为主症。若兼有正虚者，可适当兼顾扶正，正虚较重，亦不可一味补虚，应补中兼通，在保持道路通畅的同时，增加动力，才能使"舟行"而大便通。

本病慢性者病程较长，迁延难愈，应用大黄等通便药只能临时起效，停药后极易反复。因此，应谨守病机，治病之本。张磊教授常从五脏来论治本病，肺气失降则大肠难以传送糟粕，其脉偏浮为重要审查点；若情绪异常，便秘加重者，多为肝气郁结；嗜食肥甘，饮食积滞中焦者，即为中土敦阜；老年便秘，兼腰腿酸软者，多为肾水亏虚；脉细、面色少华、大便不干而难排者，多为阴血不足，心主血，肝藏血，故张磊教授将此证归为心、肝两脏的功能失常。

【典型医案】

病例1 王某，女，65岁。2015年8月21日初诊。

[主诉] 大便困难20余年。

[病史] 20年前无明显诱因出现大便干结难排，经常服用番泻叶水，或应用开塞露以维持大便通畅，停药则大便困难，症状逐渐加重，使用通便类药物越来越频繁。

[现症] 大便干结，无便意，不使用开塞露，则大便1周1行，伴腰酸腿软，脱发，头晕，眠差，入睡难，易醒，小便正常。舌红，苔白，脉沉细。

问题

（1）本案如何辨证？

[治疗过程]

初诊处方：生地黄30g，生山药12g，山茱萸12g，泽泻10g，牡丹皮

10g，茯苓 10g，肉苁蓉 30g，当归 10g，紫苏子 15g，槐角 30g，大黄 10g
（后下）。

二诊：9 月 6 日。服上方 15 剂，大便干结较前改善，仍大便不畅，头晕、
腰酸等减轻。舌红，苔白，脉沉。按上方去大黄，加炒莱菔子 15g。

三诊：10 月 25 日。服上方 25 剂，大便已能自行排出，3～4 日 1 行，
便质仍偏干，睡眠改善，时头晕。舌淡红，苔白，脉沉。按上方去槐角，生
地黄改为 15g，加熟地黄 15g。

四诊：11 月 30 日。服上方 30 剂，大便两日 1 行，便质已不干。舌淡红，
苔白，脉沉。按上方生地黄、熟地黄均改为 10g，服此方 3 月余，大便每日 1
行，便质基本正常，嘱其服 3 天停两天，或服两天停 1 天，半年内逐渐停药，
随访两年，未复发。

问题

（2）此案的遣方用药思路是什么？

病例 2 薛某，男，78 岁。2014 年 2 月 27 日初诊。

［主诉］大便困难伴腹部硬满两个月。

［病史］两个月前无明显诱因出现大便困难，逐渐加重。既往贫血 6 年，
B 超示少量腹水，脾大。外院诊为"骨髓纤维化"。

［现症］大便难，大便偏干，1～2 日 1 行，腹部硬满连及两胁，有碍呼
吸，纳少，稍食则饱，眠可，不喜饮水，近两年消瘦明显，双眼周围潮红，
平时血压偏低，易疲乏，动则加重。舌淡苔白，舌体胖大，脉大数。

问题

（1）腹部硬满可分虚实，如何辨别？

［治疗过程］

初诊处方：炒枳实 12g，炒白术 10g，木香 10g，砂仁 6g，炒二丑各 10g，

酒大黄 10g（后下），生姜 3 片为引。6 剂，水煎服，日 1 剂。

二诊：3 月 5 日。服上方 6 剂，腹部硬满明显减轻，大便不干，日一行。现症：呼吸仍有不畅，纳少，眠可，二便调。舌淡苔黄厚腻，脉沉滞。

处方：清半夏 10g，茯苓 30g，陈皮 10g，醋延胡索 15g，炒二丑各 6g，酒大黄 6g，益母草 30g，香橼 10g，炒神曲 10g，党参 10g，生姜 3 片为引。15 剂，水煎服，日 1 剂。

> **问题**
>
> （2）本案正虚邪实，为何不以扶正为先？

【问题解析】

病例 1

（1）患者为老年女性，便秘达 20 年之久，渐至肝肾亏损，肾水不足，大肠失濡，无力行舟，则大便秘结；头晕、腰酸、脱发等均为肾水不足之症，其正虚为本，邪实为标，而成虚实错杂之证。

（2）首诊方以六味地黄丸加减滋补肾水，润肠通便，改熟地为生地，增其泻下之力；佐用当归补血、肉苁蓉以填肾精，二者与紫苏子配伍，共致润肠通便之功；更加入对药槐角与大黄，二者相须为用，泄热通便以治其标。二诊症轻，遂去大黄，以防伤正，加炒莱菔子下气通便，以增排便之"动力"。三诊症续减，去清热之槐角，改生地为生熟地并用，以增补肾之力。四诊，大便基本正常，减生地、熟地用量，嘱其长期间断服药而病愈。

病例 2

（1）邪盛即为实满，外邪、食滞、痰湿、湿热等所成之腹部硬满皆为实满；脾胃虚弱，运化无力，或胃阴不足，失于濡养所致为虚满。治疗总以调理脾胃升降、行气除满通便为基本法则，实者泻之，虚者补之，虚实夹杂者补消并用。

（2）患者既往贫血史，平时血压偏低，易疲乏，动则加重，此皆为正虚之象，理应以健脾补血之药治之。然此已为痼疾，患者当前最主要的症状为大便困难、腹部硬满，有碍呼吸，故须首要解决。如《金匮要略》云："夫病痼疾，加以卒病，当先治其卒病，后乃治其痼疾。"本案便秘为气滞之证，故以理气通腑之药治之。正如《素问·至真要大论》所说："塞因塞用，通因通用，必伏其所主，而先其所因。"

【学习小结】

便秘的病位虽在大肠，但与五脏功能失调密切相关。张磊教授将其病机形象地概括为以下三点：①"舟无动力则不行"。张磊教授认为，大便的顺畅排出依赖于胃腑的通降之力，就像舟在水中行驶，无动力则不行，而胃腑的通降，依赖于肝肺气机的调畅。②"舟无水亦不行"。阴血不足，肠道失濡，而致大便秘涩难排，就像"舟无水亦不行"。不仅老人和产妇，凡兼血虚见症者，均可以此辨证治疗。③"邪阻道壅舟难行"。湿、热、食等实邪阻滞是导滞便秘的重要原因，就像舟行于水，河道不通亦不能行，张磊教授称之为"邪阻道壅舟难行"。

【课后拓展】

1. 熟读《黄帝内经》相关条文。

2. 了解西医学对本病的认识及研究进展。

3. 参考阅读：张磊 . 张磊临证心得集 . 北京：人民军医出版社，2008.

第四节　泄泻

泄泻，是指以排便次数增多，粪质溏薄或完谷不化，甚至泻出如水样为主症的病证。常伴有腹胀、腹痛、肠鸣等。本病可单独为病，亦可作为其他疾病的伴随症状。临床应于痢疾相鉴别，后者多伴有利下赤白脓血等。西医学中急慢性肠炎、肠易激综合征、吸收不良综合征及其他各种由消化器官的功能或器质性病变导滞的腹泻，均可归属于中医学"泄泻"范畴。

【辨治思路】

湿邪是本病的主要病理因素，脾虚是关键病机，两者密切相关且兼夹并见。张磊教授认为审明湿浊阻滞与脾胃虚弱的病机主次是遣方用药的前提。病程短者，多以湿阻为主，病程长者，多以脾虚为主。前者以邪气盛为主，多兼饮食积滞，症见大便酸臭、黏滞，伴腹胀、胃脘痞闷等；后者邪盛而正气已虚，多以大便稀溏、水样为主，并伴乏力、食少等。若以脾虚为主者，则需进一步辨病变层次，张磊教授常以脉诊之浮沉判别。若脉偏浮，则需于补脾之时配伍风药鼓动脾阳，升其清气；若脉不浮但缓，则以健脾祛湿为要。

本病病位在肠，与肝、脾、肾密切相关，其中肝脾失调是常见病机。张磊教授认为，肝体阴而用阳，易于化热，脾喜燥而恶湿，易受湿困，故肝脾不和证常与湿热中阻并见，即肝热脾湿。久泄之证虽多以脾肾阳虚为主，然亦有阴虚之候，症见便溏、食少的同时，兼有四肢烦热、口干、舌红少苔等津亏之象；历代医家多侧重脾胃气虚、脾胃虚寒、胃阴虚等，而脾阴虚证论述较少，不受重视。然而，张磊教授认为脾阴虚在临床中是客观存在的，此证既不可按照胃阴虚证一味地滋阴润燥，又不可单纯健脾补气，而需运用甘淡育阴或酸甘化阴之法，以平补脾阴，使阴长阳生而脾旺。

【典型医案】

病例1 李某，女，57岁。2014年12月6日初诊。

[主诉] 间断腹泻两年余。

[病史] 两年前无明显诱因出现腹泻、腹痛，于社区诊所服西药（具体不详）后缓解，3个月后再发加重，至郑州大学第一附属医院查肠镜示：①溃疡性结肠炎；②结肠多发息肉（已钳除）。间断服美沙拉秦一年余，症状时轻时重。

[现症] 大便稀溏，日7～8行，伴肠鸣腹胀，大便急迫，便前腹痛，泄后痛减，心烦急躁，胁胀，口干，纳差。舌质红，苔白腻，脉弦滑。

问题

（1）本案如何辨证？

[治疗过程]

初诊处方：葛根 24g，黄芩 10g，黄连 6g，炒白术 20g，炒白芍 20g，陈皮 15g，防风 15g，党参 15g，炒麦芽 15g，炙甘草 3g。

二诊：12 月 23 日。服上方 15 剂，大便次数减少，日 4～5 行，腹胀减轻，仍大便急迫，便前腹部凉痛。舌质红，苔白，脉弦。按上方加干姜 10g，荆芥炭 3g。

三诊：2015 年 1 月 20 日。服上方 15 剂，腹痛基本消失，大便日 2～3 行，食欲不佳，饮食不慎则大便溏。舌淡红，苔薄白，脉濡。证属脾失健运，清阳不升。方予升阳益胃汤。

处方：党参 15g，白术 20g，黄芪 30g，黄连 3g，清半夏 10g，陈皮 10g，茯苓 10g，泽泻 10g，羌活 3g，独活 3g，防风 3g，柴胡 3g，白芍 6g，炙甘草 3g。

四诊：3 月 5 日。服上方 30 剂，大便基本成形，纳食改善，舌淡红，苔薄白，脉缓。

处方：山药 1000g，鸡内金 30g。打成细粉，每日 2 次，每次 30g，早晚为粥食之。嘱其服 3 天停两天，长期间断服用，随访 3 年，未复发。

问题

（2）此案遣方用药的思路是什么？

病例 2 女，29 岁。2011 年 7 月 27 日初诊。

[主诉]腹泻 10 个月。

[病史]患者于 2010 年 9 月在北京武警总医院行直肠癌根治手术，后出现腹泻、腹痛，今年 1 月在北京肿瘤医院放疗 25 次。

[现症] 身体虚弱，乏力，已服 6 个疗程化疗药，各项指标正常，大便日 6～8 行，不成形，纳眠可，小便正常。白细胞低（ $2.34 \times 10^9/L$ ），未服过中药。舌红，苔白厚腻，边有齿痕，舌尖芒刺，脉沉乏力。

问题

（1）对于癌症术后的泄泻该如何用药？

[治疗过程]

初诊处方：党参 20g，炒白术 10g，炒山药 30g，炒薏苡仁 30g，炒白扁豆 10g，煨肉豆蔻 10g，煨诃子 10g，炮干姜 10g，升麻 6g，葛根 10g，柴胡 6g，炙甘草 6g，五味子 10g，大枣 3 枚为引。10 剂，水煎服，日 1 剂。

二诊：9 月 2 日。服上方 30 余剂，乏力改善，大便仍不成形，日 3 行，每次量不多。纳眠可，小便可。舌淡红，舌体偏大，边有齿痕，苔薄白，脉细。

处方：党参 15g，炒山药 30g，炒白扁豆 10g，车前子 15g（包煎），煨诃子 10g，煨肉豆蔻 10g，炮干姜 10g，赤石脂 30g，小麦 30g，炙甘草 6g，大枣 3 枚为引。15 剂，水煎服，日 1 剂。

三诊：10 月 24 日。服上方 15 剂，效可，大便日 3 行，不成形，服药期间口渴，10 月 22 日在北京行结肠内小息肉手术，术后大便急，眠差，入睡困难，纳可，小便正常，胸痛，寒热往来。脉偏数。

处方：党参 10g，炒白术 10g，炒山药 30g，炒白扁豆 10g，炒薏苡仁 30g，五味子 10g，石榴皮 30g（炒黄），炒麦芽 10g，炒谷芽 10g，炙甘草 6g，大枣 3 枚为引。15 剂，水煎服，日 1 剂。

四诊：2012 年 12 月 28 日。停药后大便干加重。现症：大便干，日 1～2 行，偶有胸骨后无意间跳动，口腔溃疡愈，入睡难，月经仍未至，小便可。舌质淡，略暗红，边有齿痕，苔薄黄，脉细。2012 年 11 月 20 日在北京复查：指标正常。

处方：生地黄 10g，当归 10g，生白芍 15g，川芎 6g，桃仁 10g，红花

6g，大黄 6g，槐花 30g，金银花 10g，熟地黄 10g。30 剂，水煎服，日 1 剂。

五诊：2013 年 4 月 12 日。服上方 40 剂，大便已不干。3 月 14 日在北京武警总医院复查无异常。现症：感冒已两周，不发热，咽干，口渴，饮水不解，咽中有异物感，胸闷，乏力，右少腹隐痛，妇科检查无异常，月经仍未至，上半夜手足心热。舌红，苔薄黄，舌下络脉瘀紫，脉细。

处方：生地黄 10g，山萸肉 10g，生山药 15g，泽泻 10g，茯苓 10g，牡丹皮 10g，当归 10g，生白芍 15g，麦冬 15g，清半夏 10g，地骨皮 10g，北沙参 15g，金银花 10g，粳米一撮为引。25 剂，水煎服，日 1 剂。

六诊：2014 年 4 月 30 日。3 月 28 日在北京武警总院复查：白细胞偏低，原病灶正常。现月经仍未至，大便时间无规律，无腹痛，余无不适，纳眠可，凌晨 3:00 ～ 5:00 醒一次，小便可。舌淡红，苔薄黄，脉沉滞。

处方：党参 10g，炒白术 10g，茯苓 10g，生山药 30g，巴戟天 10g，熟地黄炭 10g，阿胶 6g（烊化），生黄芪 30g，枸杞子 10g，制香附 3g。20 剂，水煎服，日 1 剂。

问题

（2）本案的诊疗思路是什么？

【问题解析】

病例 1

（1）患者腹泻迁延两年未愈，其正气渐虚而邪气未衰。《杂病源流犀烛》曰："是泄虽有风、寒、热、虚之不同，要未有不源于湿者也。"湿浊之邪留恋气分，阻滞气机，症见便溏、大便黏液、腹胀肠鸣；湿邪困脾，脾气渐虚，土虚则肝气乘之，而见便前腹痛、急躁易怒、胁胀口苦，舌脉等均为肝脾不和、湿浊阻滞之象。

（2）首诊方用葛根芩连汤合痛泻要方加味，加党参益气健脾以扶正，佐炒麦芽消食理气而化滞。二诊脾湿渐去而木气未平，腹部凉乃寒湿困脾之象，遂加干姜温补阳气，更少佐荆芥炭搜剔血分而防邪深入。三诊肝气已平，证以脾虚为主，遂以升阳益胃汤化浊升清，正如李东垣所言："用辛甘之药滋胃，当升当浮，使生长之气旺，则万化安矣。"四诊病情稳定，故予山药、鸡内金为散，扶正调脾，缓缓图之。

病例 2

（1）癌症术后患者多为久病，或正气内夺，或正虚似邪之证。元气旺则身体健，元气虚则易罹疾患。体质虚衰之人，以正虚为本，邪实为表，治疗大法以扶正固虚为主，兼以祛湿、化瘀。患者术后体质虚衰，切不可峻补滥补，当以平和之药缓缓图之，否则，会适得其反。

（2）患者治疗期间放疗 25 次，化疗 6 个疗程，身体十分虚弱。根据大便一天 8 次左右、不成形、舌红苔白厚腻有齿痕、脉沉乏力等全身症状，可诊为脾肾阳气虚弱。病人正气内夺，元气虚衰，治疗当以扶正固本为大法。组方取补中益气汤之义培补元气，酌加煨诃子、五味子等收涩固脱，炮姜以暖温阳，炒白扁豆、炒薏苡仁以健脾祛湿止泻。二诊患者服药 30 余剂，自觉较前有力，腹泻减轻。三诊仍以前方扶正固本。四诊时大便偏干，用血府逐瘀汤治之。五诊养阴六味为主，续以首方加减变化，长期服用至今。末次就诊时间为 2014 年 4 月底，病人复查病灶无异常，体力已如常人。

【学习小结】

清阳法天而出上窍，浊阴法地而走下窍，清升浊降维持着人体气机正常的升降出入。若素体脾虚，运化失司，则水谷不化，清阳不升，而清浊难分，发为泄利。张磊教授在临证中十分注重区分脾虚与湿浊的轻重主次。若泄泻久治不愈，首先导致人体津液大量丧失，张磊教授辨治泄泻十分强调辨别脾阴是否损伤。缪希雍在《神农本草经疏》中提出："胃主纳，脾主消。脾阴亏则不能消。"脾虽喜燥，但脾为胃行其津液，脾体为阴，阴津日损，则形成脾阴不足之证。此外，泄泻日久，阴损及阳，或先天禀赋不足，均易造成元气损伤，脾为后天之本，肾为先天元气之根，而主司二便，正虚日久，终及脾肾，正如《不居集》所言："盖肾气不能摄，脾弱不能运……致水液渣滓混入大肠，或溏而或泻也。"

【课后拓展】

1. 熟读《脾胃论》相关条文。

2. 了解西医学对本病的认识及研究进展。

3. 参考阅读：张磊.张磊临证心得集.北京：人民军医出版社，2008.

第六章　肝胆系病证

第一节　胁痛

　　胁痛，是以一侧或两侧胁肋部疼痛为主要表现的一种病证。其疼痛性质可表现为胀痛、窜痛、刺痛、隐痛，多拒按，间有喜按者，常反复发作，一般初起疼痛较重，久之则胁肋部隐痛时发。

　　胁痛是肝胆疾病常见的症状之一，多见于西医学中急慢性肝炎、肝硬化、肝寄生虫病、肝癌、急慢性胆囊炎、胆石症、急慢性胰腺炎、胁肋外伤及肋间神经痛等疾病。

【辨治思路】

　　足少阳胆经"循胁里"，足厥阴肝经"布胁肋"，故胁痛主要责之于肝胆，或邪郁肝脉，不通则痛；或肝脉失养，不荣则痛。张磊教授临床治疗胁痛，或行，或活，或清，或利，或涤，或和，或补，因症施治。若见气机郁滞而痛，则施以达郁法，因肝郁气滞而痛，治宜疏肝理气，方以越鞠丸或逍遥散加减治之。《灵枢·经脉》曰："胆足少阳之脉……以下胸中，贯膈，络肝，属胆，循胁里，出气冲。"故若邪郁少阳而痛者，治宜和解少阳，方选小柴胡汤化裁治之。血瘀阻络而痛者，治宜活血通络，方宜丹参饮合金铃子散加减治疗；若肝胆湿热而痛者，治宜清热利湿，方以茵陈四苓散加减。痰浊阻滞而痛者，治宜涤浊法，方以经验方涤浊汤化裁治之。若少阳阳明合病者，治宜疏泄肝胆，泻热通腑，方以大柴胡汤为主治之；肝火甚者，可合左金丸清泻肝火；气滞甚者，合金铃子散疏肝达气，活血止痛。若肝肾阴亏，肝失所养而见胁痛绵绵者，治宜滋养肝肾，柔肝止痛，方用一贯煎加味治之。

【典型医案】

病例 1 李某，男，48 岁。2017 年 12 月 6 日初诊。

［主诉］右侧胁肋部隐痛不适 8 个月。

［病史］8 个月前无明显诱因出现右侧胁肋部隐痛不适，可触及鸡蛋大小包块，触之柔软、疼痛，曾服汤药 1 周，包块消失，隐痛改善，后劳累后复发。平素饮酒偏多。

［现症］右侧胁肋部隐痛，口不干苦，餐后易胃胀、嗳气，眠可，大小便正常。舌尖红，苔薄黄腻，脉沉滞。

问题

（1）胁痛的病因病机是什么？

（2）本案如何辨证？

［治疗过程］

初诊处方：柴胡 10g，黄芩 10g，党参 10g，清半夏 10g，生牡蛎 30g（先煎），炒白芥子 10g，青皮 10g，木香 10g，川楝子 6g，醋延胡索 10g，连翘 10g，炙甘草 3g。10 剂，水煎服，每日 1 剂，分早晚两次温服。

二诊：12 月 27 日。服上方 20 剂，右侧胁肋部隐痛明显改善，胃胀、嗳气减轻。现症：右侧胁肋部隐痛，夜眠症状明显，纳眠可，二便调。舌尖红，苔薄白腻，脉沉滞。

处方：柴胡 10g，生白芍 10g，当归 10g，炒白术 10g，茯苓 10g，薄荷 3g（后下），制香附 10g，川楝子 6g，醋延胡索 10g，牡丹皮 10g，栀子 10g，生甘草 6g，生姜 3 片为引。10 剂，水煎服，每日 1 剂，分早晚两次温服。

问题

（3）简述本案首诊的主方及方药配伍特点。

病例2 陆某，女，38岁。1973年4月10日初诊。

[主诉]胁痛、发热两月余。

[病史]患者发热、胁痛近两个月，中西医治疗无效。某医院诊为"肝脓疡"，两次穿刺无脓，住该院1个月，发热不退，胁痛不止。后住进某中医医院治疗，仍然不效。1973年4月10日，患者爱人向张磊教授叙述病情（因系住院患者，不便前往诊视），要求开方。张磊教授问其病情，患者先冷后热，热后出小汗，如此一日数次，右胁疼痛。据此，当是少阳证，疏以小柴胡汤加味之方。

问题

（1）本案的辨证思路是什么？

[治疗过程]

初诊处方：柴胡15g，党参15g，黄芩12g，清半夏9g，生薏苡仁30g，冬瓜子30g，金银花30g，丹参15g，赤芍9g，败酱草30g，远志30g，桃仁9g，甘草9g，生姜9g，大枣5枚。水煎服，日1剂。

两日后，其爱人告诉张磊教授曰，上方服两剂，热退，胁亦不痛。观察7天，未再发作，即出院。

问题

（2）本案重用远志的用意是什么？

【问题解析】

病例1

（1）胁痛的发生主要由情志不遂、饮食不节、跌仆损伤、久病体虚等因素所致。上述因素引起肝气郁结，肝失条达；或瘀血停着，痹阻胁络；或湿热蕴结，肝失疏泄；或肝阴不足，络脉失养等诸多病理变化，最终发为胁痛。

（2）患者长期饮酒，内生湿热，郁阻肝胆，导致肝络不通，发为胁痛；肝郁不舒，横逆脾胃，胃失和降，故见胃胀嗳气。结合舌脉证属，判断此案为肝经气血郁滞之证。

（3）本案首诊用小柴胡汤合金铃子散加减，从气分着手，从少阳论治，并遵仲景加减法"胁下痞硬，去大枣，加牡蛎四两"，又加青皮、木香、连翘行气化痰，消积清热；白芥子辛温，去皮里膜外之痰，治疗肋间神经痛常用。

病例2

（1）本患者发热两月余，经中西医多方治疗，未能见效，堪称典型。张磊教授据其症状，断为少阳证。《伤寒论》第103条："有柴胡证，但见一证便是，不必悉具。"今有寒热往来、胁痛两症，更是无疑，此非小柴胡汤不能中其病。少阳与厥阴相为表里，西医既诊为肝脓疡，尽管穿刺无脓，亦应参考这一诊断，这与中医理论并不相悖，故又揉入薏苡附子败酱散和大黄牡丹汤部分药物，并加入金银花、赤芍、丹参以解毒破瘀，使久羁厥、少二经之毒热得以荡涤净尽。

（2）《本草纲目》谓远志"治一切痈疽"。远志味苦辛性温，对于痰湿寒凝、气血壅滞之疮疡肿毒，用之最为适宜。从临床经验看，将远志用于清热解毒，治疗痈疮，既能发挥其治疗痈疡的功效，又能使苦寒药凉而不遏。张磊教授治胁痛，每于薏苡附子败酱散和大黄牡丹汤中重用远志，效果更好。

【学习小结】

胁痛主要责之于肝胆，亦与脾胃及肾有关。病因涉及情志不遂或饮食不节、外邪入侵等，病理因素包括气滞、血瘀、湿热，基本病机属肝络失和，可概括为"不通则痛"与"不荣则痛"两类。其中，因肝郁气滞，瘀血停着，湿热蕴结所致的胁痛多属实证，为"不通则痛"，较多见；因阴血不足，肝络失养所致的胁痛则为虚证，属"不荣则痛"。胁痛病机有其演变特点。一般说来，胁痛初病在气，以气滞为先，气机不畅致胁痛。气滞日久，则血行不畅，由气滞转为血瘀，或气滞血瘀并见。实证日久，因肝郁化火，耗伤肝阴；或肝胆湿热，耗伤阴津；或瘀血不去，新血不生，致精血虚少，即由实转虚。同时，阴血不足，肝络失养之虚证，又可在情志、饮食等因素的影响下产生虚中夹实的变化，最终出现虚实夹杂之证。

因此张磊教授对胁痛的治疗着眼于肝胆，分虚实而治。实证宜理气、活血通络、清热祛湿；虚证宜滋阴、养血柔肝。临床上还应据"痛则不通""通则不痛"的理论，以及肝胆疏泄不利的基本病机，在各证中适当配伍疏肝理气、利胆通络之品。

【课后拓展】

1. 熟读并背诵《伤寒论》关于小柴胡汤的条文。

2. 阅读《黄帝内经》关于肝胆的生理功能及经脉循行路线。

3. 了解西医学对本病的认识及研究进展。

4. 参考阅读：张磊．张磊临证心得集．北京：人民军医出版社，2008.

第二节　头痛

头痛，亦称头风，是以自觉头部疼痛为特征的一种常见病证。头痛既可单独出现，亦可伴见于多种疾病的过程中。多见于西医学中的偏头痛、紧张性头痛、丛集性头痛及外伤性头痛等。

【辨治思路】

头痛病因多端，然总属外感及内伤两类。头为诸阳之会，又为清阳之府，凡于风、寒、湿、热之邪外袭，上犯颠顶，清阳被遏，发为外感头痛。若为外感风寒而痛者，治宜疏风散寒止痛，方选川芎茶调散加减；外感风湿而痛者，治宜疏风胜湿止痛，方以羌活胜湿汤加减。然张磊教授认为，头部疾患，热证多而寒证少，实证多而虚证少，故张磊教授治疗外感头痛，临床风热上壅清窍所致头痛者最多，故立轻清法，治以疏散风热、清利头目，方用自拟经验方谷青汤为主治之，每获良效。内伤头痛，多责之于气、血、痰、瘀、虚，致经气不通或经脉失养而发为头痛。若为肝阳上亢而痛者，治宜平肝潜阳，方选三草一母汤加减；若少阳不解，经气不畅而痛者，则宜疏理少阳经气机，方以小柴胡汤加减治之；若肝郁化火上扰而痛者，治宜清肝泻火，方以丹栀逍遥散加减治之；若为瘀血阻络而痛者，治宜活血化瘀，方选血府逐瘀汤加减；若痰浊上扰清窍而痛者，治宜化痰降逆，方用半夏白术天麻汤化裁治之；若为气虚头痛者，治宜益气升清，方选补中益气汤加减治之；若为血虚头痛者，治宜滋阴养血，方用四物汤加减；若肾虚头痛者，治宜补肾填精，方用六味地黄丸化裁治之。内伤诸因可单独为害，亦可相兼为因，朱丹溪《丹溪心法》曰："痰夹瘀血，遂成窠囊。"唐容川《血证论》言："痰亦可化为瘀。"痰瘀同源，常相兼为害，若见痰瘀互阻之头痛者，则宜燥湿化痰，活血化瘀，方以二陈汤和桃红四物汤加减治之；若气血俱虚之头痛者，则宜益气补血，方以补中益气汤合四物汤加减治之。此外，若见郁气不宣，风袭少阳所致之偏头痛者，则宜疏肝解郁，活血止痛，方选《辨证录》散偏汤加味治之，此方川芎用量较大，还须谨防过用之弊。

【典型医案】

病例1　赵某，女，56岁。2013年5月22日初诊。

［主诉］阵发性颠顶痛两年余。

［病史］患者近两年无诱因出现头顶痛，不胀，晚上重，白天轻。右眼（青光眼术后）失明近3个月，手脚心热，烦躁不安。血压150/95mmHg。

［现症］颠顶痛，不胀，昼轻夜重，时有胃脘不适，纳眠可，头痛时则影响纳眠。大便干，小便可。舌暗红，苔黄腻，脉细。

> **问题**
> （1）简述初诊的辨证及用药思路。

[治疗过程]

初诊处方：谷精草30，青葙子15g，决明子20g，生石决明30g，菊花10g（后下），夏枯草30g，黄芩10g，生石膏30g，蔓荆子10g，生甘草6g。10剂，水煎服，日1剂。

二诊：6月7日。服上方10剂，觉头痛减，睡眠可。现症：阴天时，眼酸，头颈不适，头顶仍痛，头皮麻木紧。血压135/85mmHg。右眼红、干涩、酸、胀痛，大便已不干，日1行。舌紫暗，苔薄黄，脉沉滞。

处方：上方加赤芍15g，牡丹皮10g，桑叶30g，栀子10g。10剂，水煎服，日1剂。

> **问题**
> （2）简述二诊加赤芍、牡丹皮、栀子、桑叶的用意？

病例2 何某，女，56岁。2013年9月11日初诊。

[主诉] 头胀痛十余年。

[病史] 省中医院2013年8月13日查颅脑磁共振：①颅脑平扫未见明确异常。②脑MPA扫描符合脑动脉硬化。血压不稳定，停经5年。

[现症] 头两侧、后侧胀痛，晨起轻，下午重，入睡难，心烦，休息欠佳时头胀加重，易出汗，打鼾严重，时有食管处灼热感，吐酸（胃穿孔手术史），大便干结，最长6日1行，少则3日1行。舌红，苔薄腻，脉沉滞。

> **问题**
> （1）本案初诊头痛的性质是什么？

［治疗过程］

初诊处方：清半夏10g，陈皮10g，茯苓12g，泽泻12g，川芎12g，桃仁10g，红花10g，赤芍30g，白芷10g，生甘草6g，决明子30g。10剂，水煎服，日1剂。

二诊：11月25日。服上方30剂，效可，头胀痛减轻，停药反复。现症：头两侧、后侧胀痛，喜按；烧心，胃酸，口黏，口干，饮水多；时有心慌，纳可，眠浅易醒，心烦急躁，服药后大便正常，停药则大便干结，4～5日1行，小便正常，夜间双腿抽筋，右手麻木，血压不稳定，高压110～160mmHg。舌淡边紫，苔薄白。

处方：谷精草30g，青葙子15g，决明子30g，蝉蜕6g，薄荷10g（后下），菊花10g（后下），酒黄芩10g，蔓荆子10g，川芎12g，白芷10g，炒神曲10g，生甘草3g。15剂，水煎服，日1剂。

三诊：2014年8月13日。服上方60余剂，心慌胸闷明显好转，手麻好转。现症：头后侧发胀，遇风症状加重，眠差，纳可，口干，偶有胃胀，反酸，烧心，药停则大便干，小便发黄。舌红苔白腻，脉沉滞。

处方：川芎10g，荆芥10g，防风10g，细辛3g，白芷10g，薄荷10g（后下），羌活10g，白僵蚕10g，蝉蜕6g，姜黄10g，酒大黄10g（后下），菊花10g（后下），玄参30g。15剂，水煎服，日1剂。

问题

（2）分析二诊谷青汤的方义。

（3）三诊为何又选用升降散合川芎茶调散？

病例3　周某，男，36岁。2012年2月初诊。

［主诉］室管膜瘤术后23天。

［病史］2012年1月受凉发热后头痛，服感冒药无效，头胀痛，呈阵发性，做磁共振显示室管膜瘤。于2012年2月1日行开颅术，病理示胖胚体星形细胞瘤。遵医嘱欲做放疗。

[现症] 阵发性头胀痛，纳可，眠可，大便两日1行，质可，小便可。舌质淡，苔白，脉沉弱。

> 问题
>
> （1）简述本案的病机及辨证思路。

[治疗过程]

初诊处方：清半夏10g，制南星6g，橘核6g，浙贝母10g，生黄芪15g，昆布30g，蜈蚣1g，海藻30g，夏枯草15g，天花粉6g，党参10g，15剂，水煎服，日1剂。

二诊：服上药15剂，头痛消失，现无明显不适，现做1次化疗已结束，第二日做第2次化疗，纳眠可，二便调，脉细。

处方：党参15g，北沙参20g，清半夏10g，麦冬15g，竹茹30g，陈皮10g，砂仁3g（后下），炙甘草6g，粳米一撮为引。6剂，水煎服，日1剂。

三诊：第2次化疗结束，化疗期间无任何不适，偶尔晨起吐白痰，咳嗽，纳眠可，精神好，二便调，体重恢复到术前。舌淡苔薄黄，脉细弱。

处方：清半夏10g，制南星10g，川芎10g，浙贝母10g，陈皮10g，昆布30g，蜈蚣1g，金银花10g，赤芍10g，牡丹皮10g，夏枯草15g，海藻20g，党参10g。15剂，水煎服，日1剂。

四诊：第6次化疗结束，现患者病情稳定，精神好，纳眠可，二便调。舌红，边有齿痕，苔根黄厚腻，舌下络脉明显，脉沉细。

处方：清半夏10g，茯苓10g，炒神曲10g，浙贝母10g，陈皮10g，昆布20g，蜈蚣1g，连翘10g，赤芍10g，牡丹皮10g，夏枯草15g，海藻20g。10剂，水煎服，日1剂。

> 问题
>
> （2）简述首诊的用药思路。
>
> （3）复诊时运用麦门冬汤合橘皮竹茹汤加减的原因是什么？

【问题解析】

病例1

（1）患者以颠顶头痛为主诉，颠顶痛提示病位在厥阴肝经，苔黄说明病性为热。概之，病人烦躁、头痛，为肝经风热上攻所致；头痛夜晚重，夜晚风热阳邪入于阴，邪正交争故头痛加重，故辨证为肝经风热上扰清窍。方选验方谷青汤加减，值得一提的是，方中决明子一味，既能清肝明目，又可通便；既可使患者便秘的症状得到解决，又可使上焦热邪随大便而泄。此乃一药两用，上病取下，釜底抽薪的妙法，也是处方用药时的巧处。

（2）患者舌质紫暗，脉沉滞，眼红赤，说明体内不仅有风热，还存在肝血瘀，肝血热。根据"肝藏血，开窍于目"的基本理论，加赤芍、牡丹皮入肝经活血凉血，牡丹皮、栀子又是清散肝热的对药，如著名的丹栀逍遥散就取此意，重用桑叶30g清热明目，针对性治疗目赤之症。

病例2

（1）此系痰瘀互阻之头痛。唐容川《血证论》言："痰亦可化为瘀。""血积既久，亦能化为痰水。"朱丹溪《丹溪心法》言："痰夹瘀血，遂成窠囊。"痰瘀为津血不归正化的产物，因津血同源，故痰瘀亦同源。患者气血不和、脏腑功能失调、三焦气化不利为生痰之本；气道不顺，津液运行不畅，水液停蓄留湿，凝结稠浊，以致胶固成形而为痰。以二陈汤和桃红四物汤燥湿化痰，活血化瘀，"先去其邪"。

（2）"诸风掉眩皆属于肝"，故方中所选药物多归肝经，如谷精草、青葙子、菊花、薄荷、蔓荆子、决明子、黄芩等，取其疏肝经郁热、散阳经风热之功。方中药物性多寒凉，味多辛甘，质多轻清，多为风药。头为诸阳之会，其位最高，非风药莫能上达至颠；风热之邪壅塞清窍或阳气郁热，非寒凉莫能清，非辛莫能散。只清不散则取效不捷，只散不清则取效不彻，故应清散合用，使风热之邪无潜藏之所。方中药物合用有清上润下、上下分消之功。谷精草、青葙子、菊花等清上焦风热；黄芩清热燥湿；决明子润肠通便、泻肝热。少阳阳明经郁热，易大便干，故通大便以助清上，使上下分消，取效较速。

（3）患者大便干，烧心、反酸，乃火热内郁之象，火郁发之，故选用升降散通散火热；头胀，受风加重，明显为头风之证，故合川芎茶调散发散头面风邪以治头风。

病例 3

（1）患者头胀痛，纳眠可，舌淡苔白，脉沉，为痰湿凝滞脑络。正如《金匮要略》所言"脉来细而附骨者，乃积也"，乃积聚成形之象。故治疗以涤荡脑部痰湿瘀浊为主。

（2）首诊以半夏、南星、昆布、海藻、浙贝母燥湿化痰散结；夏枯草、天花粉散结消肿止痛；蜈蚣开气血凝聚，并搜经络之风；于诸多攻逐药中，加黄芪、党参二味，有寓攻于补之意。

（3）复诊时因化疗虚证已现，化疗及攻逐之药损伤胃阴，当养脾胃之阴，兼以祛痰，以麦门冬汤合橘皮竹茹汤加减，培补后天。后期化疗，未出现明显不适，顺利化疗 6 个疗程，精神可，体重增加，继以攻逐、燥湿化痰、行气散结之法调理，病情稳定。

【学习小结】

头痛是以头部疼痛为主症的常见病证。多以感受外邪，后脏腑功能失调所致，经气不通，不通则痛，或经脉失养，不荣则痛。临床辨证关键在于分清外感与内伤，明辨头痛性质、部位及逆顺。外感头痛起病较急，病程较短，多与风、寒、湿、热相关，以实证居多；内伤头痛多起病较缓，病程较长，多与气、血、痰、瘀、虚相关，多属虚证、本虚标实或虚实夹杂之证。头痛病位在脑，与肝、脾、肾三脏密切相关。外感头痛以祛风为主，兼以散寒、清热、祛湿。内伤头痛属实证者，当以平肝潜阳，化痰祛湿，活血通络为法；属虚证者，以益肾填精，益气养血为原则。

【课后拓展】

1. 熟练掌握谷青汤的方药组成及药物加减规律。

2. 了解西医学对本病的认识及研究进展。

3. 参考阅读：张磊. 张磊临证心得集. 北京：人民军医出版社，2008.

第三节　眩晕

眩晕，是以头晕、目眩为主症的疾病。头晕是指感觉自身或外界景物旋转，目眩是指眼花或眼前发黑，二者常同时并见，故统称为眩晕。轻者闭目即止；重者如坐车船，旋转不定，不能站立，或伴有恶心、呕吐、汗出，甚则仆倒等症状。可以见于西医学中的良性位置性眩晕、脑缺血、梅尼埃病、高血压病等。

【辨治思路】

眩晕是指由感受外邪、情志不畅、饮食不节、体弱劳倦、跌仆坠损等所致，内生风、痰、瘀、虚，而致风眩内动，清窍不宁，或清阳不升，脑失所养而发，以目眩与头晕为主要表现的病证。张磊教授临证治眩，审因论治，方法灵活，尊古不泥，时有创思。《素问玄机原病式·五运主病》中言："风火皆属阳，多为兼化，阳主乎动，两动相搏，则为之旋转。"故张磊教授以疏风清热法，治疗风热上攻，头目不清而眩者，方以张磊教授自拟经验方谷青汤化裁治之；清肝泻火法，适于肝郁脾虚，化火上犯而眩者，方选丹栀逍遥散加减治之；平肝息风法，适宜肝阳上亢而眩者，方以镇肝熄风汤加减治之；和解少阳法，适宜邪犯少阳致眩者，方以小柴胡汤加减；"久病入络"，活血通窍法，适宜瘀血阻窍而眩者，方以血府逐瘀汤化裁治之；《丹溪心法·头眩》"无痰不作眩"，故张磊教授以燥湿祛痰法，治疗痰湿阻络而眩者，方以半夏白术天麻汤合泽泻汤加减；清热化痰法，适于痰热上扰而眩者，方以黄连温胆汤加减治之；泻热涤浊法，适宜浊热内蕴，阻遏上扰清阳而眩者，方用涤浊汤合二陈汤、三仁汤化裁；解郁化痰法，适宜气郁痰阻而眩者，方以越鞠丸加减；《景岳全书·眩运》曰："无虚不能作眩。"故张磊教授以益气升清法，治疗脾虚气弱，清阳不升而眩者，治宜补中益气汤；健脾化痰法，适宜脾虚痰扰清窍而眩者，方以六君子汤加减；养血活血法，治疗肝虚血瘀而眩者，方宜桃红四物汤加减；填精益肾法，适宜肾精不足而眩者，方以六味地黄丸加减；滋阴补肾法，适于肝肾阴虚而眩者，方以左归丸加减；温阳利水法，适于脾肾阳虚水泛而眩者，方以真武汤化裁治之。

【典型医案】

病例1　宋某，男，60岁。2013年1月21日初诊。

[主诉] 头憒1月余。

[病史] 1个月前因头部不适，血压170/120mmHg，住院治疗2周出院。住院期间曾服降压药，现已停。既往史：胆囊切除术后7年，患者父母无高血压病史。既往饮酒每日3两至半斤，吸烟每日2盒（现已戒）。

[现症] 时觉头部似罩物，不痛不晕，视物模糊，纳可，眠差，多梦，梦大多为噩梦惊醒（1月余），梦中从高处坠下，每晚眠6小时左右，口臭，大便每日4～5行（胆囊切除术后出现），便急，解不尽感，不成形，小便多，每日8～9次（术后出现）。现血压：140/90mmHg。舌质暗红，苔黄厚稍腻，脉沉滞有力。

> 问题
> （1）本案的辨证思路是什么？

[治疗过程]

初诊处方：炒白术10g，炒苍术10g，炒白扁豆15g，白蔻仁6g（后下），茯苓10g，车前子15g（包煎），炒山楂15g，黄连6g，黄芩10g，葛根15g，党参10g，炒薏苡仁30g，生甘草3g。15剂，水煎服，日1剂。

二诊：2013年4月10日。服上药50余剂，未服降压药，血压130/90mmHg。现症：头憒，眼昏，牙痛，牙龈出血，大便不干，日2～3行。现口服硝苯地平缓释片，日1次，血压正常，今测血压130/90mmHg。舌暗红，苔花剥，白厚，脉沉滞。

处方：荷叶 30g，川芎 10g，冬瓜子 30g，生薏苡仁 30g，黄芩 10g，黄连 6g，槐花 30g，赤芍 15g，泽泻 10g，炒白术 6g，生甘草 3g。25 剂，水煎服，日 1 剂。

问题

（2）首诊用方用药分析？

（3）二诊方药分析？

（4）二诊加泽泻、白术的用意是什么？

病例 2　侯某，男，43 岁。2013 年 7 月 15 日初诊。

[主诉] 头晕 20 天。

[病史] 患者 20 天前于本院心血管科住院治疗，其间测量血压：170/110mmHg，高血压病 3 级，主要诊断：短暂脑缺血发作，治疗半月出院。体质偏胖，吸烟日 30 支左右，每周饮酒 5 次，每次半斤。既往有高脂血症；2013 年 7 月 21 日本院查 CT 示枕大池蛛网膜囊肿；心电图示下壁 ST-T 改变；B 超示双侧颈动脉内中膜增厚、毛糙，伴斑块形成。

[现症] 后脑部不适，头晕，纳眠可，大便不干，日 2 行。舌淡胖，苔薄白，脉沉弦。

问题

（1）本案初诊阳性症状很少，这种情况是如何辨无证之证的？

[治疗过程]

初诊处方：清半夏 10g，陈皮 10g，土茯苓 30g，冬瓜子 30g，生薏苡仁 30g，泽泻 15g，连翘 12g，赤小豆 30g，滑石 30g，桃仁 10g，赤芍 15g，炒神曲 10g，炒苍术 10g，生甘草 3g。15 剂，水煎服，日 1 剂。

二诊：10 月 21 日。服上方 30 剂，效可。头晕较前已有明显好转，曾查头颅内右臂上囊肿，经服药后右臂上囊肿消失，欲继续调理。现症：自觉无特殊不适，偶有头晕，纳可，眠较差，入睡慢，每天 1:00 ~ 2:00 方睡，二便可。舌质淡，苔黄白厚腻，脉沉滞。

处方：杏仁 10g，白豆蔻 10g，清半夏 10g，竹叶 10g，滑石 30g（包煎），通草 6g，冬瓜子 30g，茯苓 30g，菊花 15g（后下），枳椇子 15g，炒白扁豆 15g，生薏苡仁 30g，生甘草 6g，党参 15g。15 剂，水煎服，日 1 剂。

三诊：2014 年 5 月 12 日。4 月 4 日行头颅 CT，仍示枕大池蛛网膜囊肿。现眠差，入睡困难，夜间 12:00 方能入睡，偶有头晕，左侧乳头下有一红色硬结，发胀，发痒，因前列腺肥大而有小便尿不净感，大便正常，纳可。

处方：清半夏 10g，陈皮 10g，茯苓 10g，冬瓜子 30g，生薏苡仁 30g，泽泻 10g，炒白术 10g，连翘 10g，赤小豆 30g，浙贝母 10g，川芎 10g，生甘草 6g。15 剂，水煎服，日 1 剂。

问题

（2）涤浊法立法的理论依据是什么？

（3）本案组方用药上是如何体现上、中、下三焦同治的？

病例 3 金某，女，65 岁。2013 年 6 月 3 日初诊。

［主诉］头晕头痛 10 余年。

［病史］既往发现乙肝小三阳 11 年，肝功能正常；高血压 20 余年；鼻窦炎；腰椎间盘突出。

［现症］头晕头痛，无视物旋转，颈部痛、不适，腰髋部、腿痛，纳眠可，口苦口干，有异味，偶有胃脘胀痛，大便可，小便黄。舌质暗，胖大，边有齿痕，苔白略厚，脉弦细。

问题

（1）为何初诊运用补肾固元法效果不明显？

［治疗过程］

初诊处方：生地黄10g，山萸肉10g，生山药15g，泽泻10g，牡丹皮10g，茯苓10g，怀牛膝10g，生牡蛎30g（包煎），珍珠母30g（包煎），鬼箭羽30g，郁金12g，赤芍10g，忍冬藤15g，丝瓜络15g，生麦芽15g，陈皮6g。20剂，水煎服，日1剂。

二诊：7月1日。服上方20剂，效不佳。仍头晕头痛，小便黄。症见：胃胀、胃痛，不烧心，饭后痛，口苦、口干、饮不解、口黏。颈椎病史，大便正常，小便黄。舌暗红，苔黄干，舌下络脉瘀暗，脉沉滞。曾于2009年12月11日查胃镜Hp（＋），浅表性胃炎；小三阳，乙型肝炎肝病毒DNA（HBV-DNA）阳性值高。

处方：川芎10g，炒苍术10g，炒神曲10g，制香附10g，栀子10g，柴胡10g，黄芩10g，蒲公英20g。20剂，水煎服，日1剂。

三诊：7月22日。服上方20剂，胃胀、胃痛减轻。现症：口干、口苦、口黏，饮水不解。小便黄。大便不规律，偶尔干。舌淡暗，舌胖大，苔黄干，舌下络脉紫暗，脉沉滞。

处方：清半夏10g，陈皮10g，茯苓10g，炒枳实10g，竹茹30g，黄连6g，滑石30g，车前草30g，生甘草3g。20剂，水煎服，日1剂。

四诊：10月18日。服上方90剂，胃痛已较前明显减轻，口干、口苦已消失。现症：受凉后胃胀不适，纳眠可，头憋胀痛，头晕，颈部疼痛。大便干结，3日1行，小便可。舌质红，有齿痕，苔黄厚，脉沉滞。

处方：北沙参15g，麦冬30g，石斛10g，桑叶10g，佛手6g，大黄10g，炒麦芽15g，生甘草6g，葛根30g。20剂，水煎服，日1剂。

问题

（2）二诊是如何体现达郁法的？

（3）三诊为何加入滑石、车前草？

【问题解析】

病例 1

（1）本病以头懵为主诉，自觉头部似罩物，《黄帝内经》云："因于湿，首如裹。"说明体内"浊气在上"，苔黄厚稍腻，更是证明了这一点；腹泻说明"清气在下"，故本病病机是"浊邪内蕴，清浊不分"。

（2）首诊方选参苓白术散合葛根芩连汤加减。妙在以苍术、白术、黄连、黄芩、炒山楂、茯苓等涤浊的同时，以葛根上升清阳、车前子下泻浊阴而止泻，使阴阳升降复常，头懵自愈。

（3）二诊时，苔已无黄腻之象，脉虽沉滞却已有力，此为浊邪内蓄，清阳不升之象，故立方以涤浊升阳为法，以川芎、荷叶升清阳，冬瓜子、薏苡仁去浊邪，用泽泻、白术，一以燥湿，一以健脾。该组方既能清又能降，既能和又能通，只要方证相投，多获良效。

（4）加泽泻、白术，组成泽泻汤。本方出自《金匮要略》，具有利水除饮、健脾制水之功效，主治饮停心下、头目眩晕、胸中痞满。

病例 2

（1）初诊时，患者自觉症状仅头晕，可以诊断为眩晕病，但可以依据的辨证依据很少，初学者可能会陷入无证可辨的境地。但《黄帝内经》有云："谨守病机，各司其属，有者求之，无者求之。"患者体胖，中医讲"胖人多湿"，且吸烟饮酒，多生痰浊湿邪，而西医辅助检查显示的高血脂、囊肿、斑块多属于中医"痰浊瘀血"的范畴，"无者求之"，在细辨之下，可分析出本病的病机为湿浊瘀热内盛，阻遏上扰清阳，发为头晕。

（2）在内科杂病中浊阻之证较为多见，根据《素问·汤液醪醴论》"去菀陈莝……疏涤五脏"之旨，立涤浊之法，荡涤体内湿热瘀浊之邪。

（3）苇茎汤涤除浊邪，其治在上焦；二陈汤燥湿化痰，加苍术燥湿运脾，神曲消食下气，"除痰逆霍乱泄痢胀满诸气"，其治在中焦；泽泻、滑石、赤小豆（加连翘，有麻黄连翘赤小豆汤之意）渗利湿热，其治在下焦。取三仁汤治疗湿热，为宣上、畅中、渗下之法，而力量更强，使湿热浊邪从上、中、下分消。又加桃仁、赤芍以行血分之瘀，有画龙点睛之妙。二诊服药 30 剂，头晕即明显减轻，且原来颅中囊肿也消失，改以三仁汤加减善后。全方没有一味治疗头晕的药，而头晕自止，是抓住了头晕背后湿热瘀浊的病因病机，乃治病求本的好案例。

病例 3

（1）患者虚实夹杂，既有头晕头痛，又有胃脘痛、肝功能损伤等症状。初诊本欲以调理患者眩晕为主，兼顾调理身痛、胃脘痛等症状。以滋肾阴、潜肝阳为治法，处以六味地黄丸。加牛膝引血下行；牡蛎、珍珠母镇潜肝阳；鬼箭羽、郁金、赤芍、丝瓜络、忍冬藤理气活血、通络止痛；生麦芽取其生生之气，以疏肝解郁，顾护病人肝疾，并消食健脾，与陈皮合用调理脾胃之气。然二诊时，患者服药 20 剂效果并不明显，思之当为首诊时以治肾为主，但患者标重本轻，且体内有瘀滞，补之效果不显。

（2）患者病程日久，标本虚实混杂，需要一个治疗过程，遂调整治疗思路。综合患者全身症状，判断病机当是一个"郁"字。患者气机郁滞，疏泄失调，气郁使血行不畅造成血瘀，津液不行成为停痰宿饮。故郁于头部则为头晕头痛，郁于肌肉筋络则为体痛，郁于肝胃则为肝疾胃痛，并产生饮食积滞。郁久化热，则有口干饮不解渴、口苦、口气重、尿赤等热象。故处以行气解郁的越鞠丸，使气机得通，郁滞得解。少阳为枢机，司气机之开阖。方合小柴胡汤以和解少阳，通达全身气机。三诊服药 20 剂，症状已有较大改善。

（3）三诊时，患者症见口苦、口干、舌苔黄，此为湿热、痰热内蕴之象，故方选黄连温胆汤清化湿热，加滑石、车前草之类清热利湿药，意在使湿热从小便而出，所谓"治湿不利小便，非其治也"，通过"洁净府"，也使膀胱的气化功能增强，更助湿热的祛除。

【学习小结】

眩晕病因多由情志、饮食所伤，以及失血、外伤、劳倦过度所致。其病位在清窍，由脑髓空虚、清窍失养及痰火、瘀血上犯清窍所致，与肝、脾、肾三脏功能失调有关，其发病以虚证居多。临床上实证多见于眩晕发作期，以肝阳上亢、肝火上炎、痰浊上蒙、瘀血阻窍四型多见；虚证多以气血亏虚、肝肾阴虚两型多见。由于眩晕的病理表现为虚证与实证的相互转化，或虚实夹杂，故治疗应加以明辨。

【课后拓展】

1. 熟练掌握眩晕的病机特点及常见证型。

2. 了解西医学对本病的认识及研究进展。

3. 参考阅读：张磊. 张磊临证心得集. 北京：人民军医出版社，2008.

第四节　中风

中风，又称卒中，是以半身不遂、肌肤不仁、口舌歪斜、言语不利，甚则突然昏仆、不省人事为主要表现的病证。因其发病骤然，变化迅速，有"风性善行而数变"的特点，故名中风。

中风发病率高、病死率高、致残率高，严重危害中老年人的健康。多见于西医学中的急性脑卒中等病。

【辨治思路】

张磊教授认为"中风"一证，病因虽繁，总归风、火、痰、瘀、虚五端。治疗虽难，临证之谨慎辨证，缓缓图之，可获良效，切不可急功近利，大剂猛攻。中风多本虚标实，虚实夹杂之证，急性期多标实，常见风痰上扰、风火相煽、痰瘀互阻、气血逆乱之象；恢复期及后遗症期则以虚中夹实为主，多见气虚血瘀、阴虚阳亢，或血少脉涩、阳气衰微等象。故张磊教授以清肝息风潜阳法，治疗肝阳偏亢，风火上扰证，方选天麻钩藤饮加减；息风化痰通络法，治疗风痰阻络证，方选半夏白术天麻汤化裁；涤痰化瘀通络法，治疗痰瘀阻络证，方以温胆汤为主，酌加活血化瘀之品；涤痰开窍法，适宜痰迷心窍之中风，方选涤痰汤加减；补气活血通络法，治疗气虚血瘀证，方选补阳还五汤加减；育阴潜阳息风法，治疗肝肾阴虚，阳亢化风证，方选镇肝熄风汤加减；滋阴化痰通络法，治疗肝肾不足，筋脉失养之舌强不能言、足废不用，方选地黄饮子加减。此外，久病多瘀，故张磊教授常嘱患者配服活血通脉胶囊，此药仅由一味水蛭组成，水蛭为活血之要药，治疗干血、久瘀效极佳，且成药服用方便，适宜久服。

【典型医案】

病例 1 夏某，男，71 岁。2017 年 10 月 30 日初诊。

［主诉］脑梗死后遗症两月余。

［病史］两个月前出现脑梗死，既往有高血压、糖尿病史 10 余年。

［现症］反应迟钝，语言不利，不能与人交流，左臂抬举无力，昼寒夜热，小便清长，夜间盗汗，打鼾，睡眠呼吸暂停（用呼吸机辅助），喉中白黏痰、量多，形体偏胖。舌质红，苔厚白，脉沉滞。

问题

（1）本案的辨证依据是什么？

［治疗过程］

初诊处方：清半夏 10g，制天南星 10g，橘络 3g，茯苓 12g，郁金 15g，石菖蒲 15g，土鳖虫 10g，水蛭 3g，川芎 12g，黄芩 10g。10 剂，水煎服，每日 1 剂，分早晚两次温服。

二诊：2018 年 1 月 24 日。服上方 3 个月效可。现症：言语不利，难以表达，双腿酸沉，活动不自如，纳眠可，大便干，日 1 行，小便调，口唇紫暗。舌质红，苔白根厚，脉沉滞。

处方：上方炒枳实 10g，芒硝 6g（另包，溶入再煎沸）。20 剂，水煎服，每日 1 剂，分早晚两次温服。

问题

（2）本案治疗体现了张磊教授临证八法的哪一法？

（3）二诊方中加入枳实、芒硝的用意是什么？

病例 2 刘某，女，48 岁。2008 年 7 月 23 日初诊。

[主诉] 脑梗死后遗症 3 月余。

[病史] 患者两个月前出现脑梗死，既往有高血压病史 5 年，服药血压控制欠佳，两年前因子宫肌瘤行子宫全切术。

[现症] 双手麻木，双腿困乏，劳累及受凉后明显，纳可，大便质黏，日 1 行，小便调，眠差易醒。舌质淡红，尖有瘀斑，苔薄微黄，脉沉滞。

问题

（1）本案的主要病机是什么？

[治疗过程]

初诊处方：制半夏 10g，陈皮 10g，茯苓 10g，制胆南星 10g，橘红 6g，炒苍术 12g，生薏苡仁 30g，当归 10g，鸡血藤 30g，桃仁 10g，红花 10g，威灵仙 10g，冬瓜子 30g，泽泻 10g，生甘草 6g。15 剂，水煎服，每日 1 剂，分早晚两次温服。

二诊：8 月 20 日。服上方效可。现症：头晕，手麻，烘热汗多，大便黏腻，日 1 行，小便调，眠差易醒，血压仍高。舌质略淡，背厚微黄，脉沉滞。

处方：当归 10g，生地黄 15g，桃仁 12g，红花 10g，赤芍 15g，柴胡 6g，川芎 6g，桔梗 6g，炒枳壳 6g，怀牛膝 10g，谷精草 30g，菊花 30g（后下），夏枯草 10g，决明子 10g，冬瓜子 30g，泽泻 6g，生甘草 6g。15 剂，水煎服，每日 1 剂，分早晚两次温服。

三诊：10 月 13 日。服上方 30 剂，血压已正常，手指不麻。现症：劳累后双腿乏力，时有心烦急躁，烘热汗出，眠尚可，二便调。舌质暗，苔厚微黄，脉沉滞。

处方：生地黄 15g，山茱萸 10g，生山药 10g，泽泻 10g，牡丹皮 10g，茯苓 10g，怀牛膝 15g，决明子 10g，夏枯草 10g，小麦 30g，桑叶 10g，冬瓜子 30g，生薏苡仁 30g，生甘草 3g，赤芍 15g。15 剂，水煎服，每日 1 剂，分早晚两次温服。

问题

（2）首诊主方是什么？方药配伍的意义是什么？

（3）三诊为何改用六味地黄汤加减？

【问题解析】

病例 1

（1）患者以"脑梗死后遗症，语言不利，上肢无力，喉中痰鸣"为主诉，并伴有言语不利睡眠呼吸暂停、形体偏胖等，结合既往有高血压、糖尿病病史，以及舌脉，辨证为痰瘀阻络之证。

（2）本案体现了张磊教授临证八法之疏利法，并用疏利方中的化痰通络方加减治之。橘络、制天南星善祛经络之风痰，清半夏、茯苓治其痰涎壅盛，土鳖虫、水蛭、川芎破血通经，石菖蒲、郁金开窍豁痰，少佐黄芩以清热化痰。方为张磊教授自拟，以散瘀、化痰、通络。

（3）二诊加入枳实、芒硝，合前方之清半夏、茯苓合为指迷茯苓丸，以祛阻于经络之痰，利其肢体康复。指迷茯苓丸出自《证治准绳》，用于脾失健运，痰停中脘引起的两臂痛、四肢浮肿，临床用于中风后遗症、肩周炎等四肢不利属痰湿者。

病例 2

（1）本案的基本病机在于痰瘀阻络，故治疗上始终以化痰祛湿，活血通络贯穿始终。《医方考》言："中风，手足不用，日久不愈者，经络中有湿痰死血。"

（2）首诊张磊教授以苍术导痰汤化裁，祛痰化瘀通络。方中以苍术、制半夏、陈皮、茯苓、制胆南星、橘络、生薏苡仁、泽泻燥湿化痰，当归、鸡血藤、桃仁、红花、威灵仙化瘀通络，冬瓜子降浊通便，甘草调和诸药。

（3）三诊痰瘀阻滞之象已缓，肝肾不足，虚火上扰之症出现，故张磊教授改用六味地黄汤加减，以滋补肝肾，清热降浊。六味地黄丸功善滋补肝肾，主治肾阴亏虚之头晕、烘热、腰膝酸软。方中怀牛膝滋补肝肾，引血下行；夏枯草、桑叶清热泻火；冬瓜子、生薏苡仁渗湿降浊，以绝痰源；小麦养心安神；赤芍活血化瘀；甘草调和诸药。

【学习小结】

中风的发生主要因内伤积损、情志过极、饮食不节、体态肥盛等引起虚气留滞，或肝阳暴张，或痰热内生，或气虚痰湿，而致内风旋动，气血逆乱，横窜经脉，直冲犯脑，导致血瘀脑脉或血溢脉外，发为中风。临床按脑髓神机受损的程度与有无神识昏蒙，分为中经络与中脏腑两大类。中经络以平肝息风、清热化痰、祛瘀通络、醒神开窍等为治疗方法。中脏腑以醒神开窍；闭证以醒神开窍，或化痰开窍为治法；脱证则以祛邪开窍醒神、扶正固脱、救阴回阳为治法。在恢复期及后遗症期，多为虚实夹杂，邪实未清而正虚已现，治宜扶正祛邪，常用育阴息风、益气活血等法。

【课后拓展】

1. 熟练掌握中风的病机特点及常见证型。

2. 了解西医学对本病的认识及研究进展。

3. 参考阅读：张磊 . 张磊临证心得集 . 北京：人民军医出版社，2008.

第七章　肾系病证

第一节　淋证

淋证，是指小便频数短涩，滴沥刺痛，欲出未尽，小腹拘急或痛引腰腹的病证。病因与膀胱湿热、脾肾亏虚、肝郁气滞等有关系。淋证病位在膀胱与肾，且与肝、脾有关。其病机主要是湿热蕴结下焦，导致膀胱气化不利。若病情迁延日久，热郁伤阴，湿遏阳气，或阴伤及气，可导致脾肾两虚，膀胱气化无权，则病证由实转虚，而见虚实夹杂。见于西医学的泌尿系感染，各种原因引起的血尿、泌尿系结石、乳糜尿、泌尿系结核等。

【辨治思路】

张磊教授认为，淋证当有虚实之分，一般而言，初起或急性发作阶段，因膀胱湿热、砂石结聚、气滞不利所致，尿路疼痛较甚者，多为实证；淋久不愈，尿路疼痛轻微，见有肾气不足，脾气虚弱之症，遇劳即发者，多属虚证。气淋、血淋、膏淋皆有虚、实及虚实并见之证，石淋日久，伤及正气，阴血亏耗，亦可表现为正虚邪实并见之证。从年龄上分，青壮年多以实证为主，下焦湿热、肝郁气滞等因素积热积湿，久而成淋，治疗当以清热利湿为主，选用八正散、五苓散、猪苓汤等方剂；老年多脾肾亏虚，失于固摄，久而成淋，选用缩泉丸、金匮肾气丸、济生肾气丸等。地龙加琥珀是张磊教授治疗小便不利的经验方，地龙活血通淋，琥珀安神利尿，凡尿频伴有瘀血、眠差者皆可用之，尤其对夜尿频、卧起不安者更为适用。另外，张磊教授提出，现代人嗜食膏粱厚味，部分人下焦湿浊亦可致淋，并自拟一方：浊在下焦，膀胱失利方。药物组成：白茅根 30g，冬瓜仁 30g，生薏苡仁 30g，桃仁 10g，连翘 10g，赤小豆 30g，滑石 30g（包煎），怀牛膝 10g，干地龙 10g，琥珀粉 3g（冲服），冬葵子 15g，茯苓 10g，生甘草 6g。水煎服，每日 1 剂，早晚各煎 1 次。用于浊在下焦，久而不去，小便黄浊不利，小腹不适或会阴胀疼等。可供临床参考。

【典型医案】

病例 1 寇某，男，27 岁。2017 年 4 月 19 日初诊。

［主诉］小便次数多，解不净感 7 年余。

［病史］患者 7 年前无明显诱因出现小便次数多，解不净感。曾于郑州华山医院行腔内消融术、微波术，口服补肾药，效差。既往鼻窦炎十余年。

［现症］小便次数多，解不净感，小便黄，阴囊潮湿，耳鸣，眠差，梦多，腰酸痛，乏力，口干苦，脾气急躁易怒，思虑多，纳差，食欲一般，大便日 1 行，成形。舌尖稍红，有瘀斑，舌质暗淡，苔白腻，脉沉细。

问题

（1）从主诉判断，本案是实证还是虚证？

（2）本案既有淋证又有失眠，治疗侧重点在哪？

（3）本案辨证采取的是何种辨证体系？

（4）本案首选治疗方案是什么？预估后续治疗方案如何？

［治疗过程］

初诊处方：栀子 10g，当归 10g，生白芍 10g，赤茯苓 15g，瞿麦 30g，萹蓄 30g，滑石 30g（包煎），生甘草 6g。10 剂，水煎服，日 1 剂。

二诊：2017 年 5 月 17 日。服上方 24 剂，小便次数有所减少，白天五六次，晚上 3～4 次，解不净感略减轻，小便色黄减轻。阴囊潮湿仍有，耳鸣无明显减轻。腰酸痛、乏力，心烦，脾气急躁，头脑自感不清晰，纳差，大便尚可。舌红苔薄白，脉沉细滞。

处方：生地黄 10g，熟地黄 6g，山萸肉 12g，生山药 12g，泽泻 10g，牡丹皮 10g，茯苓 10g，通草 3g，竹叶 10g，知母 10g，黄柏 6g，生甘草 3g。10 剂，水煎服，日 1 剂。

问题

（5）处方中所选主方是什么？方中加减法有何寓意？

（6）二诊为何更改治疗方向？

病例 2　刘某，女 54 岁。2017 年 8 月 2 日初诊。

［主诉］反复尿频、尿急 8 月余。

［病史］患者述 2016 年年底，因尿频、尿急、尿痛，按尿道炎口服抗生素 4 天，症状无缓解，因发现怀孕行人工流产术，术后尿频、尿急加重，尿混浊，未系统治疗。两个月前于郑大一附院做膀胱镜：膀胱炎。口服抗生素 1 个月症状缓解，但易复发。

［现症］月经前后易出现尿频、尿急，偶有尿痛，小便热感，不黄，伴阴痒。白带量少，月经提前 2～3 天，量一般，色深，血块多，经前乳胀，心烦，五心烦热，眠差，梦多，口干苦，喜饮，纳可，大便干，两日 1 行。舌尖红，苔薄腻，淡黄，脉细。

问题

（1）如何理解人工流产术后尿频、尿急加重？

（2）患者大便干的病史特点，对辨证有何帮助？

（3）口干苦、喜饮，原因何在？

（4）辨证施治为何以利大便为主？

[治疗过程]

初诊处方：炒火麻仁30g，生白芍15g，杏仁10g，炒枳实10g，厚朴10g，大黄10g（后下），瞿麦30g。10剂，水煎服，日1剂。

二诊：8月28日。服上方10剂，诸症稍缓解。现月经结束后，以上诸症重现，伴乏力，气短，恶风，口苦，味觉降低，右下腹隐痛，宫颈触碰出血，畏寒，纳眠可，大便正常。

处方：熟地黄24g，山萸肉12g，生山药12g，牡丹皮10g，泽泻10g，茯苓10g，制附子3g，肉桂1g，瞿麦30g，怀牛膝10g，琥珀粉（冲服）3g，干地龙10g。15剂，水煎服，日1剂。

问题

（5）二诊为何调整治疗方向？

（6）桂附用量为何偏小？

（7）二诊加地龙、琥珀的用意是什么？

病例3 韩某，男，78岁。2021年11月19日初诊。

[主诉] 尿急、尿频20余年，加重4年。

[病史] 近20年来尿急、尿频，夜尿6～7次，影响睡眠，近4年来症状加重。检查示前列腺增生、肥大。口服非那雄胺片，每晚1片，可缓解。右膝关节疼痛，胆囊摘除术6年。今年5月在郑大一附院行疝气微创手术。患带状疱疹1个月，现已康复。高血压病30年，口服苯磺酸左氨氯地平片控制可。

[现症] 尿频、尿急，夜间口干、口苦，口中异味，纳可，大便成形，日1行，小便泡沫不多，口唇青紫。舌质暗红，苔薄黄，脉沉滞。

问题

（1）老年性淋证需考虑哪些因素？

（2）本案的辨证思路是什么？

（3）脉沉滞反映身体什么情况？

［治疗过程］

初诊处方：炒山药30g，益智仁10g，乌药10g，菟丝子30g，浙贝母15g，怀牛膝30g，干地龙10g，琥珀粉3g（冲服）。10剂，水煎服，日1剂。

二诊：2022年3月21日。服上方60剂，效可。尿频、尿急好转，乏力较前好转。现症：尿急、尿频，白天好转，夜间5～6次，仍有尿急，夜间口干口苦，眠差，纳食可，二便常。舌瘀暗，苔薄黄，脉沉滞。

处方：瞿麦30g，山萸肉10g，茯苓10g，制附子10g（先煎），生山药30g，益智仁10g，乌药10g，菟丝子30g，苦参10g，赤茯苓15g。25剂，水煎服，日1剂。若有效，可去苦参，续服。

问题

（4）一诊选用的主方是什么？如何理解处方加味？

（5）二诊处方主方是什么，如何理解？

（6）二诊后期为何去苦参？

【问题解析】

病例1

（1）患者主诉为小便次数多，解不净感7年余，小便黄。阴囊潮湿，为下焦湿热。耳鸣，眠差，梦多，腰酸痛，乏力，肾气亏虚，这是一个虚实夹杂之证。

（2）口干苦，脾气急躁易怒，思虑多，虽为兼证，提示其素有心肝之热。

（3）患者症状较杂，先以八纲辩证，辨为虚实夹杂，寒热错杂，病位在里，再从里以脏腑辨证，根据其症状及舌脉象，属于心肝火旺，肾阴不足。

（4）火与元气势不两立，急者治标，从这两个方面看，以先清心肝之火为先，下一步再考虑滋补肾水。

（5）确定好治疗方案，先以治疗下焦湿热为主，肾气不足首选五淋散，因有急性发作，故选取八正散中瞿麦、萹蓄以加强利尿通淋。

（6）二诊时，患者解不净感略微减轻，小便色黄减轻耳鸣无明显减轻；腰酸痛、乏力，心烦，脾气急躁，头脑自感不清晰，肾水不足，虚火上扰，故调整治疗方向，重点以知柏地黄汤滋水敛火，少佐竹叶、通草清热通淋。

病例 2

（1）患者素有尿急、尿频，人工流产术后尿频、尿急加重，说明患者素有体虚，肾司二便，以前肾气不足，流产之后加重。

（2）患者大便干，肠道津液失润，大便少，小便频，是为脾约。

（3）脾约之证，约束津液，不得四布，故有口干。

（4）来诊之时患者正值经期，血下阴津不足，脾约之证更显，与脾约丸，润肠泄热，行气通便，大便通，水由后阴出，小便自然不再频数，首诊以麻仁丸加瞿麦通利二便。

（5）二诊月经结束后，以上诸症重现，伴乏力，气短，恶风，口苦，味觉降低，右下腹隐痛，畏寒，一派肾阳虚惫之象，大便正常，故改服金匮肾气丸为主方。

（6）方中制附子 3g，肉桂 1g，用量极小，一是取少火生气之功，二是若温热太过，势必诱发二便不利。

（7）地龙活血通经，善利小便，久病必瘀，加一味地龙一举两得，琥珀安神利小便，加之既坚持治疗小便不利的主证，同时有安神之功，对多梦眠差的兼证亦有治疗作用。地龙、琥珀配伍治疗小便不利，也是张磊教授用药的经验组合。

病例 3

（1）老年性淋证，西医学多定义为前列腺增生、前列腺炎，中医学多考虑年迈体虚，肾气不足，气化不利。

（2）本案患者年过古稀，20 年来尿急、尿频，夜尿 6～7 次，为肾气虚惫，失于固涩，虽有夜间口干口苦，口中异味等热象，实为肾阳不足，无力助脾胃运化积食所致，辨证要点在于虚寒。

（3）沉滞脉见于张磊教授诸多医案，本案沉为病在里，脉得诸沉，当责有水；滞为正虚寒凝，气血不畅而为滞，脉证相应。

（4）一诊主方为缩泉丸，加浙贝母散结通淋，对前列腺增生有帮助，地龙、琥珀合用解痉利尿通淋，对于无菌性淋证极为有效。

（5）二诊患者小便频数有缓解，但夜尿仍多，说明肾气仍然不固，守缩泉丸加栝楼瞿麦丸，协同治疗，因虑栝楼与附子相反，故去之，加苦参，有当归贝母苦参散之意，清热通淋，另防全方温热太过，苦寒反制。

（6）苦寒药不宜久用，患者服用有效后，淋证已解，去苦参，守方调补肾气固涩之力即可。

【学习小结】

从以上病案中可以看出，淋证有虚有实，有寒有热，或虚实寒热错杂，临证亦不可拘于西医思维，一味清热通淋，有其证用是方，随证加减，机润圆活，抓主证顾兼证，更要考虑性别年龄及生理阶段的差异，正邪主次的差异，制定治疗方案，这类慢性疾病常不可能一招制胜，棋看三步，循序渐进，方成明医。

【课后拓展】

1. 熟读背诵《金匮要略》水气病脉并治篇相关条文。

2. 查阅五淋散、缩泉丸的出处，并正确理解其方义。

3. 了解西医学对本病的认识及研究进展。

4. 参考阅读：张磊 . 张磊医学全书 . 郑州：河南科学技术出版社，2017.

第二节　癃闭

癃闭，是指以排尿困难，尿量减少，甚至闭塞不通为主症的病证。若是虽然小便不利，但是尚能点滴排出，病势较缓者，称为癃；若病势紧急，小便闭塞，点滴皆无，则称为闭。由于这两种情况常常先后或交替出现，所以常并称为癃闭。癃闭包含了西医学中的前列腺增生、神经性尿闭、尿道狭窄、尿路肿瘤、尿路结石、膀胱括约肌痉挛等疾病所导致的排尿不畅、尿潴留，以及肾功能不全所引起的少尿或无尿症。

【辨治思路】

张磊教授认为，癃闭就是膀胱蓄水证，须辨明寒热虚实。寒热者，即转输于膀胱之水之寒热，寒水者凝，膀胱不温，为五苓散证；热者灼烧，尿道肿闭，方选八正散。虚实者，膀胱尿道开阖之枢机，虚者膀胱不阖，栝楼瞿麦丸；实者尿道不开，葵子茯苓散加减。

【典型医案】

病例 1 王某，女，37 岁。2022 年 1 月 7 日初诊。

[主诉] 少尿、无尿 9 个月。

[病史] 9 个月前因乏力、呼吸困难于"省人民医院"检查确诊为"IgA 肾病、肾功能衰竭 5 期"，予血液透析治疗，每周 3 次至今。

[现症] 无尿、少尿，乏力，贫血，头晕，头隐痛，纳差，没食欲。眠一般、易醒，大便日 1 行。月经周期正常，量少、色暗，少量血块，带下色黄，有异味。舌红，苔薄黄，脉细滞。

问题

（1）从主诉判断，病机何在？头痛说明什么情况？

（2）月经周期正常，说明什么情况？

（3）大便正常说明什么情况？

（4）本案宜选取何种治法？选用哪些方剂？

[治疗过程]

初诊处方：猪苓 10g，茯苓 10g，炒白术 10g，泽泻 30g，桂枝 3g。10 剂，水煎服，日 1 剂。

二诊：2022 年 2 月 7 日。服上方 10 剂，效可。服药期间尿量增多，睡眠明显好转。现症：近两周双目视物稍模糊、眼痒。近一周舌有麻木感，四肢乏力。尿少，每日 30 ～ 50mL，隔日透析一次。纳一般，大便可。白带色黄。舌偏暗，苔白腻，脉较前略数。

处方：猪苓 10g，茯苓 10g，炒白术 6g，泽泻 10g，桂枝 3g，熟地黄 10g，当归 10g，生白芍 10g，川芎 6g，黄芩 10g。15 剂，水煎服，日 1 剂。

问题

（5）处方中药量轻重有何寓意？

（6）二诊加味的意义是什么？

病例 2　武某，女，63 岁。2018 年 10 月 10 日初诊。

［主诉］夜间常出现癃闭（白天不明显）3 年。

［病史］夜间常出现癃闭（白天不明显）3 年。头部颠顶至后发际线疼痛 4 年。头部及后部硬块疼痛，服用三七粉后症状缓解，秋冬季全身发凉，肚脐以下尤甚，一只脚发热，一只脚发凉，手指关节变形、发黑。

［现症］因 3 年前冬季夜间左上臂受凉，夏季吹电扇时左侧肢体发凉，平时发胀，夜间常出现癃闭（白天不明显），夏季常自汗，双腿青筋、毛细血管明显，下午胃部常有饥饿感，大便正常，小便白天正常。舌淡，苔白滑，脉沉滞，舌下络脉瘀。

问题

（1）患者夜间发病，这一病史特点，对辨证有何帮助？

（2）服用三七粉后症状缓解，据此判断本病病性为何？

（3）舌下络脉瘀，体现了何种发病机制？

（4）3 年前冬季夜间左上臂受凉的诱因在后续治疗中是否需要考虑？

［治疗过程］

初诊处方：当归 10g，生地黄 15g，桃仁 10g，红花 10g，赤芍 15g，柴胡

6g，川芎 6g，桔梗 6g，炒枳壳 6g，怀牛膝 10g，干地龙 10g，琥珀粉（冲服）3g，生甘草 6g。15 剂，水煎服，日 1 剂。

二诊：11 月 19 日。服上方 15 剂，小便好转，夜间口干，稍腹泻，无腹痛，大便日 3～4 行，小便夜间不畅，身体窜痛，颈项僵硬，纳眠可，口不苦。舌红，苔薄白，脉沉略弦。细审此证应为营卫失和，拟桂枝加葛根汤合小柴胡汤加减。

处方：桂枝 10g，生白芍 10g，葛根 30g，生龙牡各 30g（先煎），柴胡 10g，黄芩 10g，炙甘草 6g，生姜 3 片，大枣 3 枚切开为引。10 剂，水煎服，日 1 剂。

服用 1 个月，夜间癃闭愈。

问题

（5）一诊处方的目标是什么？配伍加减的意图是什么？

（6）二诊处方意图是什么？

病例 3　郝某，女，33 岁。2014 年 7 月 1 日初诊。

［主诉］排尿困难 1 个半月，尿时尿道口窄痛。

［病史］2011 年 11 月 9 日，经尿道，行膀胱黏膜白斑电切术 + 尿道内阜切除术后（郑大一附院泌尿外科），霉菌性阴道炎 1 年余。

［现症］尿频，尿急，排尿困难，尿痛，热涩感，排不尽。曾佩戴节育环取环后月经正常，色稍紫，无血块，取环前行经期为 13 天，现取环后第 1 次月经，行经期 8 天。腹凉及食凉饮食后易腹泻，眠浅，多梦，精神倦怠，产后易乏力。舌质红，苔黄，舌尖有紫点，脉和缓无力。

问题

（1）排尿困难，需考虑哪些因素？

（2）尿频，尿急，排尿困难，尿痛，热涩感，提示病邪性质为何？

（3）舌质红，苔黄，舌尖有紫点，对辨证有何帮助？

［治疗过程］

初诊处方：栀子 10g，赤芍 10g，赤茯苓 15g，当归 15g，石苇 30g，海金沙 15g，怀牛膝 10g，干地龙 10g，琥珀粉 3g（冲服），冬葵子 30g，生黄芪 30g，瞿麦 30g，生甘草 10g。10 剂，水煎服，日 1 剂。

二诊：7 月 15 日。服上方 10 剂，小便不畅有所改善，仍有排尿时尿路前端痛。近 1 周面生痤疮，多梦，口臭，口渴，饮水后即尿。舌暗，苔薄白，脉沉。上方加生地黄 10g，竹叶 10g。10 剂，水煎服，日 1 剂。

三诊：服上药 20 剂后小便通畅。

问题

（4）本案选用的主方是什么？如何理解处方配伍？

（5）简述二诊效不更方的原因。

【问题解析】

病例 1

（1）患者主诉"无尿、少尿"，为水液代谢障碍，如不透析必身肿，体内废水潴留，水湿内停；头晕、乏力是气血不足之象；主诉还有头痛一症，说明兼有表邪。其病机为水湿内停兼有表邪，属膀胱气化不利。

（2）月经正常说明两个问题：第一，病未及血分，仅表现为乏力等血虚症状；第二，肾精未竭，仍能够维持正常生殖功能。

（3）大便正常，肾司二便，再次说明肾气未败，疏泄功能仍有，但气化功能受损。

（4）综上所述，本案辨证属膀胱蓄水证，方证对应五苓散。

（5）五苓散的剂量张磊教授对应做了调整，由于肾衰，泽泻加量以泄浊；头微痛，说明表证较轻，故减少桂枝用量。

（6）二诊时尿量虽有所改善，但患者主诉近两周双目视物稍模糊、舌麻木感、四肢乏力等症，说明血虚日益加重，水血同源，水不利则血不生，故二诊加入四物汤利水养血。

病例2

（1）夜间发病，白天通畅，说明和阳虚或瘀血有关系，本案无畏寒症状，基本排除阳虚。

（2）患者头痛服用三七粉缓解，说明头痛和瘀血有关。

（3）舌下络脉瘀，佐证身体瘀血的存在，所以，患者头痛和癃闭是瘀血影响了气血运行所致。

（4）3年前感寒导致身体半侧营卫不和，经脉不利，气血运行不畅而致瘀血，所以，目前瘀血是标，其本在营卫不和，气化不利。辨明夜间癃闭的根源，其治疗无非是标本缓急的选择而已。

（5）一诊主方是血府逐瘀汤，张磊教授选择先清除瘀血，张磊教授形容此为"通车先修路"，瘀血清除了，营卫气血的运行和气化才能正常进行。方中加入地龙、琥珀，以通利小便，体现急者治标的思想。

（6）二诊，服用血府逐瘀汤后癃闭减轻，小便还不算通畅，这责之于膀胱气化不利，与全身营卫不和，气化不利有关系，故选用柴胡桂枝葛根汤调和营卫，加强气化功能，加入龙骨、牡蛎调和阴阳，潜镇摄纳，不仅制约柴胡、桂枝发散太过，同时利于肾气收摄、膀胱气化。

病例3

（1）患者排尿困难，一方面因为手术之后尿道口变窄，另一方面合并湿热下注导致尿道肿胀排尿不畅。

（2）尿频，尿急，排尿困难，尿痛，热涩感，有热淋表现，可合并治疗。

（3）舌质红，苔黄，舌尖有紫点，反映体内有热象。舌尖有紫点，说明心火炽盛，结合主症，有心火下移引起小肠火的趋势。

（4）主方选用五淋散清热利湿，化浊通淋，佐八正散协同泻火利水。地龙、琥珀组合是张磊教授治疗排尿不畅的经验用药。黄芪甘草汤源于王清任《王清任医方精萃》，"黄芪甘草汤治老年人溺尿，玉茎痛如刀割，不论年月深久，立效"。对伴有尿痛且久病患者，张磊教授一般配合黄芪甘草汤，止痛有效。

（5）二诊患者诸症缓解，仍有排尿时尿路前端痛、多梦、口臭、口渴等症，为湿热之邪祛除未尽，小肠火迹象明显，故效不更方，乘胜追击，并加生地黄、竹叶，取导赤散方义，以清火之源。

【学习小结】

从以上病案可以看出，癃闭的发生有湿热下注的实证，也有膀胱气化不利的虚证。实证宜清宜通，虚证当提壶揭盖，辨证施治。对于虚实错杂之证，按照标本缓急，序贯治之。效也更方、效不更方的深层次原因是治疗目的和治疗方向的调整。掌握这些对临证、复诊大有裨益。

【课后拓展】

1. 熟读背诵《金匮要略》水气病脉证并治篇相关条文。

2. 查阅五淋散、八正散、五苓散的出处，并正确理解三者方义及其区别。

3. 了解西医学对本病的认识及研究进展。

4. 参考阅读：张磊.张磊医学全书.郑州：河南科学技术出版社，2017.

第三节　水肿

水肿，是指体内水液潴留，泛滥肌肤，引起眼睑、头面、四肢、腹背甚至全身浮肿，严重者还可伴有胸水、腹水等。本病在《黄帝内经》中称为"水"，并根据不同症状分为风水、石水、涌水。《灵枢·水胀》对水肿症状作了详细的描述，如"水始起也，目窠上微肿，如新卧起之状，其颈脉动，时咳，阴股间寒，足胫肿，腹乃大，其水已成矣。以手按其腹，随手而起，如裹水之状，此其候也。"关于其发病原因，《素问·水热穴论》指出："故其本在肾，其末在肺。"《素问·至真要大论》又指出："诸湿肿满，皆属于脾。"可见在《黄帝内经》时代，对水肿病已有了较明确的认识。《金匮要略》称本病为"水气"，按病因、症状分为风水、皮水、正水、石水、黄汗五类。又根据五脏证候分为心水、肺水、肝水、脾水、肾水。至元代《丹溪心法·水肿》才将水肿分为阴水和阳水两大类，指出："若遍身肿，烦渴，小便赤涩，大便闭，此属阳水。""若遍身肿，不烦渴，大便溏，小便少，不涩赤，此属阴水。"这一分类方法至今对指导临床辨证仍有重要意义。清代《证治汇补·水肿》归纳总结了前贤关于水肿的治法，认为治水肿之大法，"宜调中健脾，脾气实，自能升降运行，则水湿自除，此治其本也"。同时又列举了水肿的分治六法：治分阴阳、治分汗渗、湿热宜清、寒湿宜温、阴虚宜补、邪实当攻。对水肿的病因学说和辨证论治作出了重要贡献。临床可见于肾小球肾炎、肾病综合征、肝病、充血性心力衰竭、内分泌失调及营养障碍等疾病。

【辨治思路】

张磊教授认为关于水气（即水肿）的治法，《金匮要略·水气病脉证并治第十四》提出了"诸有水者，腰以下肿，当利小便；腰以上肿，当发汗乃愈"的治疗方法，即《黄帝内经》"开鬼门，洁净府"的治法，这是因势利导，就近祛邪的治病方法，临证可参考用之。临床所见水肿成因复杂，与五脏功能关系密切，绝非发汗、利小便二途可轻易获效，临证当辨证施治。张磊教授辨治水肿，采用先六经辨证，再脏腑辨证，结合气血津液辨证。凡符合《伤寒论》《金匮要略》风水、皮水等证，皆用方证对应之经方，如越婢汤、越婢加术汤、黄芪防己汤、真武汤等。凡病情复杂，采用脏腑辨证，先辨涉及的脏腑及其盛衰，气血津液代谢情况，再据证立方。因五脏在水液代谢过程中各有所主，肺司通调水道，肝主疏泄，肾主开阖，心主温化，脾主治水，故治疗之法，千变万化。在治疗过程中，张磊教授尤其注重脾胃，四君子加山药经常作为调理期的过渡方或基础方。

【典型医案】

病例1 丁某，女，60岁。2013年3月13日初诊。

[主诉] 双踝肿痛两年。

[病史] 高血压病。

［现症］无明显诱因出现脚踝肿，走路易发胀，不热不凉。近段时间脚踝疼痛，偶有头懵，无其他明显不适，小便偶带沫，时左手发麻，纳可，眠可，便可。舌质红暗，苔白稍厚，脉沉滞。

问题

（1）根据主诉判断病邪性质为何？

（2）本案宜选取何种治法？选用哪些方剂？

［治疗过程］

初诊处方：杏仁 10g，生薏苡仁 30g，白蔻仁 10g，厚朴 10g，清半夏 10g，竹叶 10g，滑石 30g（包煎），通草 6g，赤小豆 30g，黄芩 10g，生甘草 3g。10 剂，水煎服，日 1 剂。

二诊：服上药 10 剂，脚踝肿消，头不晕，血压 160/90mmHg。乳腺增生，轻微疼痛。舌质暗，苔薄白腻，脉沉滞。上方加赤芍 10g，牡丹皮 10g，浙贝母 10g，牡蛎 30g（先煎）。10 剂，水煎服，日 1 剂。

问题

（3）三仁汤属于张磊教授临证八法中的哪一法？有何治疗特点？

（4）涤浊法的理论来源是什么？临床该如何运用涤浊法？

（5）结合本病谈谈涤浊的运用。

病例 2　康某，女，45 岁。2013 年 9 月 23 日初诊。

［主诉］双下肢肿痛 3 年余。

［病史］甲状腺结节，现已经切除。白细胞计数偏低。

［现症］双下肢困痛，不肿、不胀，时有周身困、痛、乏力、不怕冷，头痛、头胀，眠差，醒后难以入睡，大便有排不尽感，日 3～4 行，纳可，胸闷，口不干不苦，月经前腿困加重。月经不正常，周期紊乱，有血块，痛经，行经末期乳房胀痛。舌红，苔黄厚腻，脉沉滞。

问题

（1）双下肢肿痛的原因是什么？

（2）本案辨证的方眼在哪？

[治疗过程]

初诊处方：柴胡 10g，生白芍 10g，当归 10g，炒白术 10g，茯苓 30g，制香附 10g，木瓜 30g，通草 6g，薄荷 3g，淮小麦 30g，生甘草 6g，夜交藤 30g。15 剂，水煎服，日 1 剂。

二诊：10 月 21 日。服上方 15 剂，效佳，头痛、腿痛消失，本次月经乳房未胀。现大便黏腻不爽，有排不尽感，眠差，梦多，易醒，醒后胸闷不适，周身乏力，活动后减轻，纳可，小便频，月经持续 8～9 天，淋漓不尽。舌暗红，苔薄黄腻，脉偏弦。

处方：党参 10g，炒白术 10g，茯苓 10g，生山药 30g，女贞子 15g，墨旱莲 30g，桑叶 10g，竹茹 10g，丝瓜络炭 10g，生黄芪 30g，小麦 30g，炙甘草 6g。15 剂，水煎服，日 1 剂。

问题

（3）《金匮要略》中对于"身肿"有何论述？

（4）本案为何以逍遥散加减进行治疗？治疗的着眼点在哪里？

（5）本案采用的疏利法中的哪一种？临床如何运用？

病例 3 杨某，男，76 岁。2020 年 4 月 20 日初诊。

[主诉] 双下肢浮肿 5 年余。

[病史] 高血压病，血压 160/70mmHg，口服降压药效果不明显，活动后能下降至 140/70mmHg。5 年前无诱因出现双下肢浮肿，曾口服西药后反复发作。彩超示双肾正常。尿检示尿蛋白（++），潜血（+++）。

［现症］双下肢浮肿，右腿坐骨神经痛，走路受限，右手无名指麻木，无知觉，纳眠可，大便溏，日1行，小便频数，量可，尿不尽。舌质暗红，苔黄稍腻，脉沉弦略数。

问题

（1）本案患者双下肢浮肿，需考虑哪些因素？

（2）本案有发热等表证，需要遵循先表后里原则进行治疗吗？

（3）本案适合哪种辨证？

［治疗过程］

初诊处方：党参10g，炒白术10g，茯苓10g，木瓜30g，生薏苡仁30g，赤小豆30g，芡实30g，金樱子10g，益智仁10g，生山药15g，炙甘草3g，核桃1个为引。10剂，水煎服，日1剂。

二诊：2021年2月3日。服上方17剂，效佳，服药后痊愈。于2020年7月再次出现双下肢水肿，继上方14剂已愈。1个月前再次出现双下肢水肿，服上方无效。现症：双下肢水肿，按之凹陷，皮温正常，肤色正常，晨起轻夜间重，其女儿代诉有肝功能损伤，纳眠可，大便日1～2行，成形，小便夜频，5～6次。舌红，苔黄，脉沉弦数。今日血压150/80mmHg。拟建翎汤加减。

处方：生白芍30g，生山药30g，怀牛膝10g，代赭石30g，生龙牡各30g（先煎），生麦芽15g，柏子仁6g，生薏苡仁30g，木瓜30g，贝母10g，琥珀粉3g（冲服），干地龙10g。15剂，水煎服，日1剂。

三诊：3月8日。服上方25剂，效可，双下肢浮肿基本消失，活动后稍水肿，较前明显减轻。

> 问题
>
> （4）处方中选用的主方是什么？如何理解处方配伍？
>
> （5）二诊前为何再用首诊方无效？
>
> （6）二诊选用的主方是什么？简述所选处方的配伍含义。

【问题解析】

病例 1

（1）患者主诉双踝肿痛，无其他不适，肿为湿，痛因热，辨证属于湿热之邪下注。

（2）湿热为病，当选三仁汤、四妙散、甘露消毒丹等，四妙散、甘露消毒丹主要用于热重于湿，本案下焦湿重于热，当以利小便为主，故首选三仁汤。

（3）本案治法属于涤浊法。三仁汤多用于湿阻三焦证，具有宣上、畅中、渗下之功，吴塘谓之"轻开上焦肺气，盖肺主一身之气，气化则湿亦化也"。张磊教授用三仁汤治疗下焦湿凝者，因肺主气，气化则湿化矣，"气不化"的原因为"湿不化"，此即吴氏方中独重上焦之具体运用。方中加利湿消肿之赤小豆原因有二，一者，随症配伍，以解决肿胀；二者，湿在下焦，就近引邪外出。

（4）在内科杂病中浊阻之证较为多见，根据《素问·汤液醪醴论》"去菀陈莝……疏涤五脏"之旨，立涤浊之法，病机包括浊邪阻肺，肺失清肃；浊邪中阻，脾失其运；肝热脾湿，浊邪积着和浊在下焦，膀胱失利。以上病机虽不同，方有各异，但病机的要点在"浊"字，选方的要点在"涤"字。一是证的着眼点，二是方的着眼点，只要抓住这两点，方药随症加减变化，缓缓图之，自能见效。当然也不可忽视正气虚这一点。神而明之，存乎其人。

（5）就本案而言，湿性趋下，患者双脚踝肿，脉见沉滞，舌苔白腻，是湿邪流注下焦。本病主要病邪为"湿"，治疗目的为祛"湿"，治疗手段为

"气化"，通过"气化"以达"湿化"。

病例 2

（1）结合时有周身困、痛、乏力、白细胞计数偏低情况，患者属于体虚，气血亏虚，不营于下，水趋下行，下肢为水泛所困，故下肢肿胀困疼，尤其经前，血趋冲任，更失所养，故加重。

（2）本案患者为女性，年龄 45 岁，正处于更年期前后，女子以肝为先天，伴有甲状腺结节，存在肝郁情况，女子以血为先天，月经不正常，周期紊乱，存在血虚情况，肝郁血虚就是本案的方眼。

（3）《金匮要略·水气病脉证并治第十四》曰："寸口脉沉而迟，沉则为水，迟则为寒，寒水相搏。趺阳脉伏，水谷不化，脾气衰则鹜清，胃气衰则身肿。少阳脉卑，少阴脉细，男子则小便不利，妇人则经水不通；经为血，血不利则为水，名曰血分。"

（4）此案系肝气郁滞，经水不利所致肿胀。患者平素经水不调，经前乳房胀痛，为肝气郁滞之象。女子以肝为先天，肝藏血，主疏泄，肝失疏泄，则气滞血瘀，三焦气化失常，水湿内停，发为水肿。故以逍遥散加减，疏肝解郁，养血健脾。着眼点在于疏达肝气。肝气得畅，脾气得运，水湿得行，而瘀肿自消。

（5）本案采用的是疏肝健脾利湿通络方，该方适用于肝郁脾虚，气机阻滞，水湿失运的郁胀证。多见于女性患者，颜面下肢浮肿，经前乳房胀，急躁易怒等。加夜交藤、丝瓜络是张磊教授经验方藤络饮，清除络脉瘀阻，以绝后患。

病例 3

（1）患者双下肢水肿，伴有高血压、尿频等症，考虑其年龄较大，有脾肾阳虚的情况，《黄帝内经》"年七十，而脾气虚"，从生理年龄更应该考虑脾虚为主。当然，从西医学角度，肾衰、高血压等因素有待排除。

（2）本案虽有发热等症状，但症状较轻，考虑其年迈体虚及水肿较重，遵先治其里，兼治其表的治疗原则，采用甘温除热的治法。

（3）本案患者症状较多，表里皆病，虽有表证但不适合六经辨证，采用辨证与辨病相结合的模式较为适合。以脏腑辨证为主，综合主诉、舌脉，辨为脾虚湿盛；伴有尿频及蛋白尿、潜血等病辨为肾气不固，兼而治之。

（4）本案主方选参苓白术散和水陆二仙丹加减。参苓白术散健脾利水；水陆二仙丹固肾摄水（"水陆"，指两药生长环境，芡实生长在水中，而金樱子则长于山上，一在水而一在陆。"仙"，谓本方之功效神奇）。方中芡实甘涩，能固肾涩精；金樱子酸涩，能固精缩尿，两药配伍，能使肾气得补，精关自固，用于治疗肾虚所致的男子遗精白浊、女子带下；益智仁、核桃补肾缩尿；全方补脾肾之中加赤小豆涤浊利水，为方中之使，导水而出。

（5）二诊之前，虽下肢水肿复发，但因血压较高，肝火旺，来诊之时正值立春，肝气生发，此时补肝肾无异于火上浇油，故服首诊之方无效。

（6）二诊主方选建瓴汤，"建瓴"为成语"高屋建瓴"的省句，出自《史记·高祖本纪》"地势便利，其以下兵于诸侯，譬犹居高屋之上建瓴水也"，比喻服用本方后，其镇肝息风之效，好像瓶中水从高屋脊上向下倾倒，言其居高临下，不可阻挡之势。张锡纯认为，"服后能使脑中之血如建瓴之水下行，脑充血之证自愈"。张磊教授加入木瓜、薏苡仁，借建瓴汤之势，引水湿之气外泄，达到息肝风，恢复肝之疏泄功能，下以治水的疗效。

【学习小结】

从以上病案可以看出，水肿一病成因众多，当细辨之，明水肿之源，审水肿之因，因势利导，绝不是单纯的发汗、利水可解决的。张磊教授处方看似不治水，然气血水同源，治血调气，调肝补脾肾皆可治水。引用明代李中梓《医宗必读》的一句话，作为对张磊教授灵动圆活治疗方法的总结——"见痰休治痰，见血休治血，见汗不发汗，有热莫攻热；喘气毋耗气，精遗勿涩泄，明得个中趣，方是医中杰"。

【课后拓展】

1.熟读背诵《金匮要略》水气病脉证并治篇相关条文。

2.查阅五淋散、缩泉丸的出处，并正确理解其方义。

3.了解西医学对本病的认识及研究进展。

4.参考阅读：张磊.张磊医学全书.郑州：河南科学技术出版社，2017.

第八章　气血津液病证

第一节　郁证

郁证是由于情志不舒，气机瘀滞所致，以心情抑郁、情绪不宁、胸部满闷、胁肋胀痛，或易怒易哭，或咽中如有异物梗阻等为主要临床表现的一类病证。

"郁"字有积、滞、蕴结等含义。以此命名为"郁证"者，其临床表现极为复杂，广而言之，泛指由外感六淫、内伤七情引起的脏腑机能不和，从而导致多种病理产物的滞塞和郁结之证。本篇着重阐述由精神因素所引起，以气机瘀滞为基本病变的一类郁证。

西医学的神经衰弱、癔病、更年期综合征及反应性精神病等，凡表现郁证症状者可参考本篇辨证论治。

【辨治思路】

张磊教授认为，郁证病机在于气郁，与心、肝、脾三脏关系密切，临证有虚有实。在辨证方面，虽然临床以肝胆疏泄不利的木郁为多见，但更要注意木土关系。土虚则木不秀，土壅则木郁，故虚证多以补土以缓，甘以缓之，常用补中益气汤、四君子汤加山药、逍遥散等；实证木土壅郁当辨肝气犯胃，还是胆气犯胃，肝气犯胃当以达郁汤（自拟方小柴胡去党参加越鞠丸），胆气犯胃以黄连温胆汤加减。心主神志，心气虚则易悲忧，心气实则癫狂，心气虚治以生脉饮、天王补心丸、归脾丸、百合地黄汤等，心气实治以三黄泻心汤、栀子豉汤、清宫汤、桂枝加龙骨牡蛎汤等。郁证常有夹痰、夹瘀者，病及气、血、水液代谢，夹痰者可用半夏厚朴汤、柴朴汤等；夹瘀者可用桃核承气汤、柴胡加龙骨牡蛎汤等。

【典型医案】

病例 1　赵某，男，40 岁。2020 年 11 月 25 日初诊。

[主诉] 咽部异物感两个月。

[病史] 7 个月前因食肉过多觉咽部不适，于阿克苏市医院诊断为"扁桃体炎"，以抗生素治疗后效可，停药后反复。

[现症] 咽部不舒，不痛不痒，无胸闷，无心烦，脾胃差，常年便溏，大便日 3～5 行，无腹痛，遇冷则大便，纳眠可，小便频、夜可。舌红稍暗，苔薄黄，脉细。

问题

（1）从主诉判断，本案患者属实证还是虚证？

（2）本案的病机点是什么？

（3）本案应采取何种辨证体系？

（4）本案治疗方案首选攻还是补？

[治疗过程]

初诊处方：清半夏 10g，茯苓 12g，厚朴 10g，苏叶 6g，桔梗 10g，乌梅 10g，党参 10g，炒白术 10g，生山药 30g，炙甘草 6g，生姜 3 片，大枣 3 枚为引。10 剂，水煎服，日 1 剂。

二诊：12 月 11 日。服上方 15 剂，咽部异物愈。脾胃差，便溏，无腹痛，遇冷则大便，纳眠可，小便可。舌苔薄黄，脉细。辨为脾胃阳虚，处以砂半理中汤加味。

处方：党参 10g，炒白术 10g，茯苓 10g，炒山药 15g，砂仁 3g（后下），鸡内金 6g，清半夏 10g，炒神曲 10g，草豆蔻 6g，陈皮 6g，炙甘草 3g，生姜 3 片，大枣 3 枚切开为引。15 剂，水煎服，日 1 剂。

问题

（5）本案所选主方是什么？方中加减法有何寓意？

（6）二诊为何更改治疗方向？

病例 2 谢某，男，68 岁。2016 年 10 月 19 日初诊。

［主诉］心情低落 1 年余。

［病史］患者于 1 年前无明显诱因出现心情低落，不想多言，懒于活动，全身乏力。被诊断为"抑郁症"。慢性红斑性胃窦炎伴隆起糜烂 1 年余。

［现症］头晕，头皮发紧连颈，头胀、心慌、胸闷，思虑过度则加重，易打嗝，服"解忧丸"效可，纳眠一般，二便调。舌质红，苔白厚，边有齿痕，脉细。曾查 CT 示脑萎缩。

问题

（1）此案抑郁症中医如何解读？

（2）慢性红斑性胃窦炎，对辨证有何帮助？

（3）此案辨证的病机是什么？

（4）本案辨证施治的方案如何制订？

［治疗过程］

初诊处方：清半夏 10g，陈皮 30g，茯苓 10g，炒枳实 10g，竹茹 30g，黄连 6g，胆南星 6g，石菖蒲 10g，郁金 10g，生百合 30g，合欢皮 30g，生甘草 6g。15 剂，水煎服，日 1 剂。

二诊：2016 年 11 月 25 日。服上方效可。现症：头胀心慌胸闷，思虑过度则加重，纳眠一般，二便调。舌质红，苔白厚，脉细。以肝郁治之，柴胡加龙骨牡蛎汤加减。

处方：党参 10g，黄芩 10g，生龙牡各 30g（先煎），桂枝 10g，茯苓 10g，清半夏 10g，柴胡 10g，大黄 2g，炒神曲 10g，栀子 10g，生甘草 3g。10 剂，水煎服，日 1 剂。

问题

（5）首诊的主方是何方？

（6）二诊为何调整治疗方向？

（7）二诊加神曲、栀子的用意是什么？

病例 3　李某，男，47 岁。2018 年 8 月 3 日初诊。

［主诉］心脏支架术后 7 年。

［病史］患者 7 年前因急性心肌梗死于郑州市中心医院行冠脉支架术。1 年前于郑大一附院行球囊扩张术。现口服阿司匹林、瑞舒伐他汀钙片、单硝酸异山梨酯片、倍他乐克。

［现症］胃脘部痞满、胃胀、泛酸、烧心、嗳气、恶心，活动后稍有缓解，未见心慌、胸闷，纳眠可，大便量少不畅。舌暗，苔黄腻，脉沉滞。

问题

（1）本案是因郁致病，还是因病致郁？

（2）本案的辨证思路是什么？

（3）本案的治疗思路是什么？

［治疗过程］

初诊处方：川芎 10g，炒苍术 10g，炒神曲 10g，栀子 10g，制香附 10g，柴胡 10g，黄芩 10g，清半夏 10g，玫瑰花 6g。10 剂，水煎服，日 1 剂。

二诊：9 月 5 日。服上方 20 剂，效可，胃脘部痞满、胃胀、泛酸、烧心、嗳气、恶心均有好转。现症：胃胀、乏力喜叹息，纳眠可，舌暗，苔黄，脉沉滞。诊为肝郁血虚证，治以丹栀逍遥散加味。

处方：柴胡 10g，生白芍 10g，当归 10g，炒白术 10g，茯苓 10g，薄荷 3g（后下），制香附 10g，牡丹皮 10g，栀子 10g，石菖蒲 10g，郁金 10g，生甘草 3g，生姜 3 片为引。15 剂，水煎服，日 1 剂。

问题

（4）首诊处方中选用的主方是什么？

（5）二诊处方主方是什么？如何理解？

（6）二诊后期是否还可以用首诊处方？

【问题解析】

病例 1

（1）患者主诉咽中异物，《医宗金鉴·订正金匮要略注》："咽中如有炙脔，谓咽中有痰涎，如同炙肉，咯之不出，咽之不下者，即今之梅核气病也。此病得于七情郁气，凝涎而生……此证男子亦有，不独妇人也。"提示此为实证。"脾胃差，常年便溏，日 3～5 行，无腹痛，遇冷则大便"，说明又有脾胃虚弱之征。综上所述，本病为虚实夹杂之证。

（2）咽中异物、常年便溏是本案的辨证要点，咽中异物是标，常年便溏是本。

（3）患者为咽中异物所苦，采用方证体系辨证为半夏厚朴汤证，患者还有常年便溏的兼症，脏腑辨证属于脾虚，本案采取方证辨证结合脏腑辨证。病机为脾虚痰阻。

（4）在治疗方案上，急则治标，缓则治本，或标本兼治。本案标证痰阻和本证脾虚有因果关系，故可以合而治之，攻补兼施。

（5）首诊选半夏厚朴汤为主方，半夏、厚朴利咽下气的同时，会加重腹泻，故加四君子汤合山药以补脾止泻，标本兼治。本案加入乌梅、甘草、桔梗是为何？半夏厚朴汤下气，四君子汤加山药止泻升提，二方作用并不兼容，故加入乌梅，乌梅有利咽止泻之功，对二方都有协助作用；另外，乌梅有收涩之功，能约束二方各行其道，使清气升，浊气降。桔梗、甘草为排脓汤，利咽排痰，加强半夏厚朴汤治咽之功，清除咽部痰阻，且不碍清气上升。本案若没有便溏之患，单用半夏厚朴汤就可以，有便溏用之当思补泄应无碍气机运行，若不加乌梅，必腹胀，不加甘、桔，咽喉不利难速愈。

（6）二诊时，患者标证消失，当以固本为主，脾胃温则清浊分，脾胃健则痰无以生。故二诊温脾暖胃，以砂半理中汤为主方，加山药、鸡内金健脾止泻，草豆蔻、陈皮醒脾化滞。

病例 2

（1）西医将一些无明显器质性病变的躯体症状，划归于抑郁症范畴。本案患者年近七十，随着年龄增长，老年人身体机能逐渐衰退，功能出现障碍。正如《黄帝内经·灵枢·天年》所云："五十岁，肝气始衰，肝叶始薄，胆汁始减，目始不明；六十岁，心气始衰，若忧悲，血气懈惰，故好卧；七十岁，脾气虚，皮肤枯"加之患者平素脾胃功能欠佳，且正处脾胃衰弱的年龄，易患木土不和之证。

（2）慢性红斑性胃窦炎伴隆起糜烂，舌质红，苔白厚，为胃郁热，在本案辨证中起到承上启下的作用，若无素体脾胃功能欠佳，亦不至于脾胃衰弱至此，另外胃部症状也为中医下一步辨证施治提供了依据。

（3）头晕、心情低落是胆气不足的表现，胆胃生克制化，以降为顺，本案伴有胃部症状，属胆胃不和，胆胃之气不降，痰浊上扰，故本案的病机为痰火迷神。

（4）对于郁证的治疗是一个系统工程，常常不是一方一药能够彻底治愈的，所以，应根据患者个体差异制订次序治疗方案。本案有头晕、胃胀的胆胃不和，痰火迷神之温胆汤证，同时也具备"胸满烦惊，一身尽重"的柴胡加龙骨牡蛎汤证，孰先孰后？中医治则，先治内后治外，治疗路径首先平复脏腑，再治疗躯体症状。

（5）首诊选黄连温胆汤为主方，理气化痰，醒神开窍，加胆南星、石菖蒲、郁金加强豁痰开窍之力；加生百合、合欢皮安神解郁。胆胃之气降，痰火得清。

（6）首诊得效，脏腑平复，头晕、胃胀缓解，但躯体症状仍在，"胸满烦惊、一身尽重"为典型的柴胡加龙骨牡蛎汤证，虽说效不更方，首诊已达目的，但根据治疗本案需要二诊效也更方。

（7）加神曲、栀子是取越鞠丸治疗五郁的意思，消痰火之郁，是对首诊治疗的延续，实现无缝衔接，若无此二药，患者虽躯体症状缓解，但脏腑症状又现，首诊治疗之功将大打折扣。张磊教授的处方遣药无一味多余，尤其这种治疗衔接值得我辈学习。

病例 3

（1）本案患者先突发心肌梗死，心肌梗死之后必胸阳不振，气血失畅，故经年之后又发心肌梗死，胸部气机越发不利，属于因病致郁。

（2）本案起于胸阳不振，如乌云蔽日，阳不得伸则木郁，气不流畅则土壅，故临床木土壅郁症状明显，如何选择治疗方案？这就涉及中西医结合之路，其病本于心血瘀阻，如从中医治疗当按胸痹治疗，有了西医的介入，心血管得畅，本证已经解除，故无心慌胸闷症状，但由胸痹诱发的木土壅郁之证未缓解，也就是因病致郁需进一步治疗。

（3）本案的治疗思路第一步先治疗肝胃不和，行气活血终会耗气伤血，待肝胃不和有所缓解后，再调气养血，作战也需要粮草，气顺血旺再依证治之。

（4）首诊主方选用张磊教授自拟的达郁汤，达郁汤是张磊教授依据《素问·六元正纪大论》所载"木郁达之，火郁发之，土郁夺之"之理法而组的方剂，属于"和法"范畴，以小柴胡汤、越鞠丸为基础化裁而成，小柴胡汤去党参、大枣，疏肝而不泥胃，越鞠丸解六郁，诸药合用共奏疏肝行气和胃之功，肝胃和合，运化得利，脏腑枢机得复。临床用于木土壅郁，症见脘腹胀满嗳腐吞酸者，与本案极为契合。加玫瑰花以理气解郁，和血散瘀，标本兼治。虽说只玫瑰花一味，但也反映了张磊教授的整体思维，一味药让整个方子非常大气。

（5）二诊患者肝胃不和症状缓解，但未愈，可以守方治疗，但患者有乏力症状，说明气血不济，不宜再攻，故以丹栀逍遥散养血解郁，同时为了避免补血痰阻，加入石菖蒲、郁金化痰解郁之品，扶正勿忘祛邪，达到标本兼治。

（6）若二诊之后，患者仍有胃脘部痞满、胃胀、泛酸、烧心等症，可用第一方达郁汤再加减治之，以巩固疗效。

【学习小结】

从以上病案可以看出，郁证的发病成因较多，临床表现以躯体症状为主，表现形式多种多样，病人自诉常常杂乱无章，医生需抓主症，于纷乱之中理出线索，分析病之成因，抽丝剥茧，循序渐进。郁证以气滞为主，多从肝胆论治，在治疗上疏泄肝胆的同时尤其要注重肝胆与脾胃之间的协调关系。

【课后拓展】

1. 熟读《金匮要略·妇人杂病脉证并治》。

2. 查阅逍遥散、柴胡加龙骨牡蛎汤的出处，并正确理解其方义。

3. 了解古代中医学对本病的认识及现代研究进展。

4. 参考阅读：张磊. 张磊医学全书. 郑州：河南科学技术出版社，2017.

第二节　汗证

汗证，汗液外泄失常的病证。《医碥·汗》论述："汗者，水也，肾之所主也。内藏则为液，上升则为津，下降则为尿，外泄则为汗。"汗证属于体内水津代谢失常，主要为人体阴阳失调，营卫不和，毛孔开阖不利所致。汗证属临床常见证候，可单独出现，也可作为其他疾病的症状之一而出现。汗证可分为自汗、盗汗、绝汗（或脱汗）、黄汗、战汗。时时汗出，动则更甚，为自汗；睡中汗出，醒来即止，为盗汗；大汗淋漓，或汗出如油，肢冷，呼吸微弱，为绝汗；汗色黄而染衣，为黄汗；急性外感热病中，突然恶寒战栗而后汗出，为战汗。

【辨治思路】

张磊教授认为，汗证临床常见自汗、盗汗、黄汗。

自汗：因营卫不和，或邪热内盛，津液难守，外泄则为汗。营卫不和，当用桂枝剂（太阳中风，阳浮而阴弱，阳浮者，热自发，阴弱者，汗自出，……桂枝汤主之）。如卫气虚者新加汤证（汗出恶身疼痛），卫阳虚者桂枝加附子汤证（汗出如漏、恶风、四肢微急），营血虚者黄芪桂枝五物汤证（肌肤麻木不仁、恶风、易汗出），等等方证；邪热内盛属温病范畴，当用白虎剂（三阳合病手足逆冷。若自汗出者，白虎汤主之；大汗出、大烦渴白虎加人参汤主之）。

盗汗：《丹溪心法》载："盗汗属血虚、阴虚。"临证常用当归六黄汤，张磊教授加入桑叶（天）清肺，煅牡蛎（地）潜阳敛汗，浮小麦（人）养心止汗，取三才之意。清、潜、敛，燮理阴阳，调和气机，统领全身，扩大当归六黄汤的治疗范围。另有失精家之盗汗，可用桂枝加龙骨牡蛎汤燮理阴阳，调和营卫，固精止遗。

黄汗：较少见，伤寒瘀热在里，身必黄，麻黄连翘赤小豆汤主之。内有瘀热者，可参考用之。

【典型医案】

病例1 刘某，女，47岁。2020年11月13日初诊。

［主诉］左肩背痛、多汗3月余。

［病史］干燥综合征病史6年，常服中药，方药不详。失眠，入睡难，易醒3年。近3个月来无明显原因出现左肩疼痛、颈部不适，左上肢不能抬举，多汗。

［现症］平时易烘热汗出，时怕冷时怕热，乏力，右锁骨淋巴结增生伴疼痛，纳一般，便溏日1～2行，小便正常；失眠，入睡难，易醒3年；月经正常，有血块，经前经期腹痛、乳房胀痛。舌淡红，花剥苔，脉沉细。

问题

（1）从主诉判断，肩背痛和多汗有没有关系？

（2）本案症状较多，辨证的重心应放在哪？

（3）本案辨证应采取何种辨证体系？

（4）本案首选治疗方案是什么？

［治疗过程］

初诊处方：桂枝 10g，生白芍 10g，葛根 30g，生黄芪 30g，连翘 12g，姜黄 6g，酒桑枝 30g，陈皮 10g，防风 6g，炒白术 10g，生姜 3 片，大枣 3 枚（切开）为引。15 剂，水煎服，日 1 剂。

二诊：12 月 4 日。服用桂枝加葛根黄芪汤加减后，肩背疼痛减轻，能上举。现症：停药后症状反复，近 10 天夜间盗汗明显，白天怕冷畏寒，大便日 1～2 行，偏溏，纳可，近两个月月经量大，经前乳胀。舌淡红，苔花剥，脉沉细左弱。诊为盗汗，处以当归六黄汤加味。

处方：熟地黄 10g，生地黄 10g，当归 10g，黄芩 10g，黄连 6g，黄柏 10g，生黄芪 30g，浮小麦 30g，煅牡蛎 30g（先煎），桑叶 10g，炙甘草 6g，大枣 3 枚（切开）为引。10 剂，水煎服，日 1 剂。

问题

（5）处方中所选用主方是什么？方中加减法有何寓意？

（6）二诊为何更改治疗方向？

病例 2　钱某，男，61 岁。2019 年 3 月 13 日初诊。

［主诉］盗汗两年余。

［病史］患者两年前开始出现盗汗，1 个月前时有时无。

［现症］患者两年前开始出现盗汗，1 个月前时有时无，近几日加重，几乎天天都会出现盗汗，右侧卧位右侧汗多，纳眠可，二便常。舌质红，苔薄

白，脉细稍数。

问题

（1）盗汗的原因有哪些？

（2）舌质红、脉细稍数，说明什么问题？

（3）本案的辨证应采用何种辨证模式？

（4）本案治疗方案如何选择？

[治疗过程]

初诊处方：熟地黄 10g，生地黄 10g，当归 10g，黄芩 10g，黄连 6g，黄柏 10g，生黄芪 30g，桑叶 10g，山萸肉 12g，煅牡蛎 30g（先煎），浮小麦 30g。10 剂，水煎服。

二诊：12 月 18 日。现仍盗汗，眠可，右半身多汗，白天亦有汗出，纳可，二便调。舌质淡红，苔黄稍腻，脉沉弱。诊为阴虚火旺，治以当归六黄汤加味。

处方：生地黄 10g，熟地黄 10g，当归 10g，黄芩 10g，黄连 6g，黄柏 10g，生黄芪 30g，煅牡蛎 30g（先煎），桑叶 10g，炒白术 10g，防风 10g。10 剂，水煎服，日 1 剂。

问题

（5）本案首诊的主方是什么？二诊为何守方治疗？

（6）本案患者右半身多汗说明什么问题？

（7）本案二诊加玉屏风散的用意是什么？

病例 3 张某，女，46 岁。2019 年 12 月 6 日初诊。

[主诉] 盗汗半年余。

[病史] 盗汗半年余。白塞病 9 年余。

[现症] 经常夜间出汗，睡醒后后背、头面部汗多，阴部汗多、潮湿，入

睡可，易醒多梦，白天浑身无力、酸困，晨起双脚硬、凉，口苦，心烦，喜叹气；月经规律，量时多时少，小腹喜暖，量少时小腹痛，量多时小腹不痛，白带量多、稠黄；眼涩、胀痛；大便不干，日1行。舌质红，苔薄，脉失静。

　问题

（1）本案盗汗应考虑哪些因素？

（2）本案脉失静反映身体什么情况？

（3）本案的辨证思路如何？

［治疗过程］

初诊处方：熟地黄10g，生地黄10g，当归10g，黄芩10g，黄连6g，黄柏10g，黄芪30g，浮小麦30g，桑叶10g，煅牡蛎30g(先煎)。7剂，水煎服，日1剂。

二诊：2020年7月31日。服上方28剂，余7剂。服药期间盗汗减轻，无不适。今年4月又出现阴部溃疡，于李发枝老师处服半夏泻心汤合防己黄芪汤、玉屏风散24剂。现症：阴部溃疡愈，盗汗加重，午休时大汗淋漓，晨起醒时亦出汗，后背沉凉，腹凉，梦多，心烦易怒，小便黄，有异味，大便成形，日1行；面色晦暗，面斑较多；月经量少，行经1天。舌尖红，舌质暗，舌体溃疡，苔薄白腻，脉细数。诊为盗汗、口腔溃疡，处以甘草泻心汤加减。

处方：甘草10g，清半夏10g，干姜10g，党参12g，黄芩10g，黄连6g，桑叶10g，浮小麦30g，红花6g。15剂，水煎服，日1剂。

　问题

（4）首诊处方中选用的主方是什么？

（5）二诊处方主方是什么，如何理解？

（6）二诊加浮小麦、红花的用意是什么？

【问题解析】

病例 1

（1）本案汗出较多，汗出伤津，经脉失养，肩背痛和多汗是有关的。

（2）本案患者症状较为杂乱，我们不妨先将症状划分为内外两组：①在内，患者确诊干燥综合征 6 年，干燥综合征的中医病机为阴虚内热，三焦气化失司，常常和肺、肝、脾、肾关系失调有关，说明患者存在脏腑失和的情况。经前、经期腹痛、乳房胀痛，为肝气疏泄不利；乏力、纳一般，便溏，日 1～2 行，为脾胃不固。综上，合之存在肝强脾弱，肝脾不和。②年届更年期，时时烘热汗出，存在营卫失和的情况；多汗、肩背痛，为太阳中风的表证。

（3）患者有表证有里证，辨证应该表里结合，以六经辨证结合脏腑辨证。桂枝汤证属太阳中风兼肝脾失和，肝主疏泄，脾土治水，故表证与里证亦有关联。细辨之，汗多、背痛为桂枝加葛根汤证；肩痛为痹，黄芪桂枝五物汤主之；柔肝补脾，首选痛泻要方。

（4）对于表里同病的情况，《伤寒论》有先表后里，也有先里后表，更有表里同治之论述。对本案来说，此里证非彼里证也，在里只是肝脾失和，无阳明证，故可兼而治之。

（5）首诊以桂枝加葛根汤以解其表治背痛，黄芪桂枝五物汤以和其营治肩痛不举，痛泻要方和肝脾治便溏、经前腹痛，且黄芪、白术、防风亦有玉屏风的意思用治多汗，加连翘解热散凝治背痛，加姜黄、酒桑枝走上肢，温经通痹，是为引药，这两个加味也是张磊教授治疗肩背痛的经验用药。张磊教授将经方、时方有机熔于一炉，相合而不违。

（6）二诊时，患者肩背痛减轻，以盗汗为苦，患者素有阴虚，此番盗汗和阴虚及服桂枝助热有关，遂改用当归六黄汤以养阴泻火，并加桑叶、煅牡蛎、浮小麦敛汗，每于当归六黄汤中加这三味药也是张磊教授的个人经验。桑叶（天）清肺，煅牡蛎（地）潜阳敛汗，浮小麦（人）养心止汗，有三才之意，三药清、潜、敛，燮理阴阳，调和气机，统领全身，扩大当归六黄汤的治疗范围，让当归六黄汤更上意境。

病例2

（1）盗汗表现为睡中汗出，醒后汗止。因为汗为心之液，由精气所化，不可过泄。造成盗汗的原因及病机主要有以下3个方面：①阴虚火旺，阴精亏虚，虚火内生，阴津被扰，不能自藏而外泄，导致盗汗。②心血不足，血不养心，汗液外泄造成盗汗。③邪热郁蒸，津液外泄而致盗汗。

（2）本案盗汗无其他伴随症状，只有舌质红说明有热象；脉细数，说明有热伴阴血虚少。

（3）"阳加于阴谓之汗"，本案辨证的证据不多，缺乏明显的病机抓手，只有从阴阳辨证入手。汗为心之液，阴血不足，虚火内扰，虚热扰心，使得火热亢盛，迫津外泄，形成夜间盗汗的现象。综合四诊，证属阴虚火旺。

（4）对于阴虚火旺的盗汗，常会联想到两个方子，知柏地黄汤、当归六黄汤，本案应如何选择？本案无午后潮热、烦躁不安、口干舌燥等肾阴虚情况，而是年届60心气始衰的心阴血亏虚，用当归六黄汤加减治疗是比较切合病机的。知柏地黄丸偏于治疗肾阴亏虚证，故治疗阴虚火旺不伴心阴血亏虚的情况为首选。

（5）首诊选用主方当归六黄汤，出自《兰室秘藏》，因其功效卓著，被后世医家誉为"盗汗圣药"。张磊教授加入桑叶、煅牡蛎、浮小麦三才之物燮理阴阳，功效更佳。二诊患者盗汗减轻，主症未变，服药时间短，效不更方，还需守方治疗。

（6）患者苦于右半身多汗，《素问·灵兰秘典论》曰："左右者，阴阳之通路，左行血，右行气。"右半身多汗是气行障碍，或虚或滞。服药后脉由细数转为脉沉弱，说明热象减轻，气动无力。白天亦有汗出，佐证了是气虚失于固摄，说明服药调理身体的同时也会耗气，加之患者以前可能存在气不足的情况，在消耗后表现更加明显。

（7）加入白术、防风，和黄芪配伍形成玉屏风散，益气固表，实卫止汗。卫气固，更利于内调阴阳，有关门打狗之意。

病例3

（1）本案盗汗患者为女性，47岁，年届更年期，首先，要考虑更年期前后阴阳失调；再者，易醒多梦，白天浑身无力、心烦、喜叹气，为心气不足的表现；口苦、眼涩、胀痛，白带量多、稠黄，舌质红，为肝郁化火的热象。综上所述，本案为火旺阴血虚，夜而阳难入阴，故发盗汗。

（2）脉失静是阴阳气血失和的标志，加之处于更年期阴阳递交的阶段，更易发生阴阳失和的汗证。

（3）《医宗必读》曰："心之所藏，在内者为血，在外者为汗。"因此，就有了"心－血－津液－汗"的关系链。汗为心之液，盗汗半年已形成心阴血损伤的恶性循环，心烦眠差、乏力是其具体表现。本案的病机为阴血虚无以潜阳，患者所处年龄段易肝火旺，汗出伤阴又使之加剧，所以，治疗方案第一步必须止汗养阴，下一步再考虑平肝安神。

（4）首诊主方为当归六黄汤加味，治盗汗第一方。虽然患者有肝郁化火的情况，也不宜使用疏肝之品，疏肝必会加大出汗量。

（5）首诊患者服药有效，但因他证改投他医。二诊患者来时，盗汗加重，午休时大汗淋漓，晨起醒时亦出汗，汗证仍在，同时伴随心烦易怒、小便黄等热象；症状和首诊比起来变化不大，这种情况还能不能用当归六黄汤呢？肯定不能。患者来诊时正值酷暑，汗多除了有疾病的原因，也有天气的因素，此时敛汗是逆天而为，肯定不妥。同时患者有舌尖红、舌质暗、舌体溃疡的兼症，其中舌体溃疡首先应想到甘草泻心汤证，加之患者曾有外阴溃疡，符合狐蜮的诊断，另外甘草泻心汤也有执中央以运四旁之意，胃气一降，心火得下，心烦、多汗自解，胃气降，肝气得舒，郁火得解。

（6）加浮小麦，合甘草、大枣为甘麦大枣汤，用治脏躁。加红花，一方面化瘀下血，因其月经量少且只有一天，有瘀血阻滞的情况；另一方面避免瘀血有碍气的升降，加红花为气之升降扫清道路。

【学习小结】

从以上病案可以看出，汗证用到桂枝汤、当归六黄汤的机会特别多，阴阳失调是汗证的根本原因。《素问·阴阳别论》指出"阳加于阴谓之汗"，认为阳气的功能（包括气化功能、运动功能）是形成津液内存及外出为汗的主要因素，即体内阳气推动津液排出体外，谓之汗。临床需要找出"阳加于阴"的症结所在，同时还要考虑患者的生理年龄、生活环境等。

【课后拓展】

1. 熟读背诵《金匮要略》《伤寒论·辨太阳病脉证并治》相关条文。

2. 查阅黄芪桂枝五物汤、当归六黄汤的出处，并正确理解其方义。

3. 了解西医学对本病的认识及研究进展。

4. 参考阅读：张磊. 张磊医学全书. 郑州：河南科学技术出版社，2017.

第三节　虚劳

虚劳，是由多种原因引起的慢性衰弱证候的总称。以五脏亏损、气血阴阳不足为主要病机。《黄帝内经》指出："精气夺则虚。"《难经》以五脏虚损立论，提出了相应的治疗大法。汉代《金匮要略》对虚劳的证治着重温补脾肾。隋代《诸病源候论》详细地论述了虚劳的病因及各类症状。金元许多医家对虚劳的认识及治疗有较大的发展，如李东垣重视脾胃，长于甘温补中；朱丹溪重视肝肾，善用滋阴降火。明代张介宾对阴阳互根的理论作了深刻的阐发，拟定左归丸、右归丸两方，分别用于真阴亏损和真阳不足。明末汪绮石《理虚元鉴》以肺、脾、肾为治虚"三本"。清代吴澄《不居集》汇集了前人对虚劳的论述，尤其对外感致损有所阐发。

【辨治思路】

张磊教授认为，虚劳之病，当以气血阴阳为辨，虚者补之。气虚者，基础方：四君子汤、补中益气汤等；血虚者，基础方：当归补血汤、四物汤等；阴虚者，基础方：诸地黄汤、生脉饮；阳虚者，基础方：加味保元汤、八味肾气丸等。张磊教授非常重视经方，经方起沉疴，桂枝加龙骨牡蛎汤、天雄散、小建中汤、黄芪建中汤、炙甘草汤、酸枣仁汤、八味肾气丸等是虚劳证治的基础方，按照经方的方证对应法则，只要方证具备，可直接加减用之。

另有因邪盛而致虚者，当攻其邪。特别一些肿瘤类消耗性疾病，张磊教授常用固元法（加味保元汤）与涤浊法（上中下三焦涤浊方）交替使用。扶正勿忘祛邪，祛邪勿忘扶正，这也是张磊教授辨证与辨病结合辨治的一大特色。

【典型医案】

病例1 孙某，男，35岁。2020年8月21日初诊。

[主诉] 反复感冒16年。

[病史] 2015年受刺激后生气，频繁手淫，后出现反复感冒至今。

[现症] 每月感冒1次，头痛流涕，不发热，乏力，平时怕冷怕风，现仍有手淫现象，平时偶有心慌、气短，纳可，二便调，眠一般，现晨起痰中带血丝两年，色鲜红或淡红。舌淡红，苔黄厚腻。

> 问题
> （1）本案频繁感冒的诱因为何？
> （2）本案频繁感冒是表证吗？
> （3）辨证应采取何种辨证体系？
> （4）首选治疗方案是什么？

[治疗过程]

初诊处方：熟地黄24g，山萸肉12g，生山药12g，泽泻10g，牡丹皮10g，茯苓10g，盐知母10g，盐黄柏10g，桑白皮10g，地骨皮10g，砂仁3g（后下）。15剂，水煎服，日1剂。

二诊：12月9日。服上方70剂，感冒次数减少，乏力、怕冷均好转，现症：11月24日感冒至今未愈，怕冷，手脚冰凉，流清涕，动则心慌气短，不咳嗽。舌淡红，苔黄厚，脉细数。诊为虚劳，治以柴胡龙牡汤加生脉饮。

处方：党参10g，麦冬10g，五味子10g，制附子10g（先煎），柴胡10g，黄芩 10g，泽泻 10g，炒麦芽 15g，茵陈蒿 10g，生龙牡各 30g（先煎），小麦 30g。15 剂，水煎服，日 1 剂。

问题

（5）首诊所选用主方是什么？方中加减法有何寓意？

（6）二诊主方是什么？方中加减法有何寓意？

病例 2　刘某，女，53 岁。2019 年 8 月 23 日初诊。

［主诉］宫内膜样癌术后两个月。

［病史］患者于两个月前因阴道分泌物增多，检查发现子宫内膜癌、中分化、浸润型，于郑大一附院行子宫全切术，并于次月行甲状腺右侧切除术，术后未放化疗。

［现症］头晕，乏力，纳差，畏风，多汗，自汗盗汗，烦躁，眠一般，便溏。舌暗红，齿痕舌，苔黄腻，脉沉弱较甚。

问题

（1）中医学如何认识肿瘤和虚劳？

（2）肿瘤术后如何体现中西医结合？

（3）本案应如何辨证？

（4）如何拟定本案的治疗方案？

［治疗过程］

初诊处方：党参 15g，生黄芪 30g，肉桂 6g，炙甘草 10g，浮小麦 30g，麦冬 10g，五味子 10g。10 剂，水煎服，日 1 剂。

二诊：2019 年 9 月 18 日。服上方 20 余剂，头晕、乏力好转，仍烦躁。舌暗红，苔黄腻，脉沉。今以祛邪为主治之。

处方：败酱草 30g，生薏苡仁 30g，黄芩 10g，制附子 10g（先煎），冬瓜子 30g，田三七粉 3g（另包冲服），牡丹皮 10g。10 剂，水煎服，日 1 剂。

> **问题**
>
> （5）一诊主方是什么？
>
> （6）二诊为何调整治疗方向？
>
> （7）二诊主方及治疗目的？

病例 3 马某，女，51 岁。2018 年 4 月 26 日初诊。

［主诉］卵巢癌术后半月余。

［病史］患者自述 2017 年 10 月体检时发现右侧卵巢可及无回声，范围约 26mm×20mm，内透声佳。CDFI 示未及血流信号。未在意，2018 年 10 月再次体检，B 超发现右侧卵巢囊实性高回声，大小为 38mm×28mm，内可见多个实性突起，大小约 14mm×10mm。于郑大一附院确诊为"右侧卵巢透明细胞癌"，行子宫双附件＋阑尾＋大网膜切除术＋盆腔淋巴结清扫术＋腹主动脉旁淋巴结清扫术＋肠粘连分离术，术后化疗 1 次，总共需化疗 4 次。

［现症］乏力，夜间盗汗（轻），面黄，贫血貌，纳可，眠差易醒，大便日 1 行，时干时稀，小便正常，手术区刀口疼痛，大腿根部偶疼痛，生气后腹痛，小腹胀。舌质淡，苔白腻，舌下络瘀，脉沉弱。

> **问题**
>
> （1）中医如何理解卵巢癌？
>
> （2）中医如何理解手术及化疗对身体的影响？
>
> （3）本案的辨证思路是什么？

［治疗过程］

初诊处方：党参 10g，生黄芪 30g，肉桂 6g，枸杞子 12g，当归 10g，田三七粉（另包冲服）3g，炙甘草 6g。10 剂，水煎服，日 1 剂。

二诊：2018 年 6 月 8 日。服上方 30 剂，效可，乏力、夜间盗汗均有减轻。现纳可，眠差易醒，大便日 1 行，小便正常，小腹胀。舌质淡暗，苔白腻，脉沉弱。仍按虚劳治之。

处方：党参 15g，生黄芪 30g，肉桂 6g，枸杞子 10g，当归身 6g，炙甘草 6g。25 剂，水煎服，日 1 剂。

问题

（4）首诊处方中选用的主方是什么？

（5）二诊为何守方治疗？

（6）二诊后期处方为何去三七？

【问题解析】

病例 1

（1）从患者病史看，5 年前受刺激后生气，频繁手淫，后出现反复感冒至今。频繁手淫，造成肾精不足，伤及真阴，阴虚于下，火浮于上，真元亏虚，卫外不固，故出现频繁感冒的症状，因虚火灼金，故有咳血之症。

（2）古语云："精足不思淫，气足不思食，神足不思眠。"本案患者因肝火上冲带动相火萌动，经常手淫伤及肾精，肾精不足则相火妄动，肾精愈伤，虽从表象看是经常感冒似表证，实则为精气不足，阳浮于外，致营卫不和，病由内生，并非表证。

（3）这类并非表证的频繁感冒不适合六经辨证，当以八纲辨证结合脏腑、气血辨证，四诊合参，证属虚劳。

（4）其病本为肾精不足，虚火妄动，治疗应以培补肾精，滋阴降火为主。

（5）主方选用知柏地黄汤，滋阴降火，培补肾精。虚火灼金咳血加泻白散，清中有润，泻中有补，既不是清透肺中实热以治标，也不是滋阴润肺以治本，而是清泻肺中伏火以消郁热。少佐砂仁，有两层含义，一是，促运化，防地黄之滋腻，并为引药，正如《本草纲目》所谓"引诸药归宿丹田"之义。《删补名医方论》引赵羽皇："若缩砂仁者，以其味辛性温，善能入肾，肾之所恶在燥，而润之者惟辛，缩砂仁通三焦达津液，能内五脏六腑之精而归于肾。"二是，合黄柏有封髓丹之义，《医宗金鉴》有"封髓丹为固精之要药"的赞语。清代医家郑钦安在临证中体会到，"此一方不可轻视，余常亲身阅历，能治一切虚火上冲，牙疼、咳嗽、喘促、面肿、喉痹、耳肿、面赤、鼻塞、遗尿、滑精诸症，屡获奇效，实有出人意料、令人不解者。余仔细揣摩，而始知其制方之意重在调和水火也。至平至常，至神至妙，余经试之，愿诸公亦试之。"

（6）患者频繁感冒起于生气后，此为病之始源，故二诊治以小柴胡汤，以和解枢机，扶正祛邪，加生龙骨、生牡蛎潜阳安神，收敛虚火；病证为心肾不交，故现心慌气短，虚劳之症，首诊补肾精，二诊需养心阴，故加生脉饮；久病耗损阴精元阳，首诊阴精得补，二诊患者亦有畏寒肢冷的症状，故加附子疗虚寒、壮元阳。细审首诊、二诊处方，从补肾精，清肺泻郁火，到壮元气，强心泄郁气，方药衔接紧凑，治疗思维缜密，从上、下二焦调治到三焦汇通，一气呵成，充分体现了中医整体思维。

病例2

（1）中医认为，肿瘤的发病机理，主要有三方面：①气滞血瘀。《圣济总录》："瘤之为义，留滞而不去。气血流行，不失其常，则形体和平，无或余赘，乃郁结壅塞，则乘虚投隙，瘤所以生。"②痰毒壅结。《疡科心得集》："癌瘤者，非阴阳正气所结肿，乃五脏瘀血，浊气痰滞而成。"③脏腑功能失调。"虚劳之人，脾胃气弱，不能克消水谷，复为寒冷所乘，故结成此病也"。张介宾曰："凡脾肾不足及虚弱失调之人，多有积聚之病。"在疾病的初、中期，往往表现为"实证多于虚证"；到晚期或手术后，则转变为"虚多于实"，即"邪气盛则实，精气夺则虚"。总体来说，肿瘤和虚劳常常互为因果。

（2）很多肿瘤患者在进行肿瘤根治性手术以后，为了彻底地治愈，还需要进行辅助性的化疗和放疗。在这期间，中医中药的治疗非常关键，也是中医中药的优势所在。患者要在这期间尽快地恢复元气、增强体力，以良好的状态应对辅助放、化疗。放射治疗直接杀伤肿瘤细胞，同时也损伤正常的组织细胞，很多肿瘤患者因不能耐受不良反应而放弃或中断治疗。对此，配合中医中药治疗，可以起到减毒增效的作用。化疗药物损伤人体气血、津液，导致五脏六腑功能失调。在化疗期间联合中医药治疗可以改善化疗引起的乏力、出汗、食欲下降等各种症状。中医自古即有"祛邪不伤正，扶正不留邪"的治疗原则，在肿瘤的治疗过程中需要将抗癌（祛邪）与扶正有机地结合起来，特别是对于那些无法手术切除肿瘤的患者，在完成既定的化疗周期后，西医学对某些肿瘤应用抗癌药物进行维持治疗，达到长期带瘤生存的目的。中西医各有优势，应该走结合之路。

（3）肿瘤是消耗性疾病，本案出现头晕、乏力、纳差、畏风、多汗、自汗盗汗、烦躁等症状，不需对症治疗，而应该整体考虑，此为术后体虚引起的一系列虚劳症状，应采用气血辨证，证属虚劳之气血亏虚。

（4）治疗当先培补正气。手术相当于快速祛邪，但手术也损伤气血，加之肿瘤长期消耗正气，故首要任务先扶其正，后再酌方。

（5）首诊以保元汤为主方。保元汤最早出自明朝魏直《博爱心鉴》。保元，顾名思义，保其元气，既充实肺肾之气，又补养后天脾胃之气。加当归合黄芪加强补血功效，加枸杞子填精，保元汤加当归、枸杞子即为张磊教授常用的加味保元汤，常用于虚劳患者，为补气养血生精的扶正之方。患者术后不久，必残存瘀血，加三七化瘀通脉而不伤血，《玉楸药解》云："三七通脉行瘀，行瘀血而敛新血。"非其他化瘀血药可代替。

（6）对肿瘤术后的治疗，扶正祛邪相反相成，扶正是调补病的人，祛邪是治疗人的病。首诊后患者正气得复，虽然手术去除了原发病灶，卵巢癌在中医属于下焦积聚，引起下焦积聚的根源并没有彻底解决，加之患者术后未予放化疗善后措施，故二诊改变治疗方向必须以攻邪为主。

（7）二诊以薏苡附子败酱散加味为主方，薏苡附子败酱散加冬瓜子是张磊教授涤浊法之下焦涤浊方之一，用于下焦积聚蓄毒，是腹部肿瘤，无论术前术后，都可用的祛邪之方。冬瓜子合牡丹皮、桃仁，有大黄牡丹皮汤的用意，逐少腹瘀毒积聚之病。有浊阻必有瘀血，留上方之三七粉化瘀而不伤正。因患者年届更年期烦躁未除，加黄芩清肝热，牡丹皮散阴火以治。

病例3

（1）卵巢是女性肾精之地，卵巢发生肿瘤，肾元自当不足。卵巢与子宫孕育之地不同，子宫靠的是阴血，子宫癌多伤及阴血，而卵巢癌多伤及肾精，在中医的治疗上更为困难。

（2）卵巢切除后，肾精衰竭，正气难复，邪毒留连，易生他处，这也是西医所说的，卵巢癌易转移且存活率较低，即使手术切除原发病灶和行周围组织大扫除，还需后期多次化疗清除余孽。所以，中医认为卵巢癌手术及化疗后，身体大虚，需要长期调理以复正气。

（3）本案手术后出现的乏力、夜间盗汗、面黄、贫血貌、眠差易醒等一系列症状，是术后气血精亏虚恶病质的表现，证属虚劳，治疗当以扶正为首务。

（4）首诊主方张磊教授选用加味保元汤加三七和病例2先扶正的思路一致。

（5）首诊服药有效，虽然中医对肿瘤术后需扶正祛邪并施，但患者脉沉弱，正气仍不足，且患者已化疗四次，类似中医祛邪之法已用，故二诊仍以扶正为主，效不更方。

（6）三七在首诊处方中起行瘀血而敛新血的作用，因患者有贫血情况，三七引全方以补气血为主。气血可速生，精元难立成，所以，在二诊去三七，在补气生血的同时精准发挥保元汤生化精元的本意。

【学习小结】

从以上病案可以看出，虚劳之病有原发，有继发。原发者，五脏虚耗，邪气入侵耗损正气；继发者，手术、外伤等伤血损正。治疗上，据证施方，或补或攻，或攻补结合。特别是近年来恶性肿瘤术后虚劳患者增多，掌握张磊教授加味保元汤的应用指征，对临床大有益处。

【课后拓展】

1. 熟读背诵《金匮要略·血痹虚劳病脉证并治第六》相关条文。

2. 查阅保元汤的出处，正确理解其方义及临床应用。

3. 了解西医学对本病的认识及研究进展。

4. 参考阅读：张磊. 张磊医学全书. 郑州：河南科学技术出版社，2017.

第九章　妇科疾病

第一节　月经量少

月经量少，是妇科疾病的常见症状，亦是妇科常见病，指月经量明显减少，或行经时间不足两天，甚或点滴即净，一般月经量少于 20mL。西医学认为月经量少与子宫内膜损伤、口服避孕药、感染所致的子宫内膜基底层破坏、子宫畸形、性腺功能低下、机体应激状态等诸多因素有关。

【辨治思路】

张磊教授认为月经量少的病机分虚、实两个方面，虚者多由脾胃素虚，饮食量少，或节食减肥，致气血化生不足；或先天禀赋不足，肾气未充，或房劳多产耗伤肾精，年老肾精亏虚，化血不足，无以充盈冲任血海，引起月经量少，甚则致闭经，正如《兰室秘藏》所云，"妇人脾胃久虚，或形羸气血俱衰，而致经水断绝不行"。可见"虚"的根本为精亏血少，冲任血海亏虚，经血乏源，即"不充"。实者或由暴饮暴食，嗜食肥甘厚味、甜腻、寒凉之品，损伤脾胃运化功能，湿聚成痰，冲任受阻，导致月经量少，即《丹溪心法》所云，"肥胖饮食过度之人，而经水不调者，乃是痰湿"；或因女性素多疑善虑，家庭与社会压力增加引发的焦虑抑郁状态影响肝的疏泄功能，导致肝气郁滞，气机运行失调，冲任阻滞，血海虽满而无法自溢，或溢而不畅致月经量少，正如《女科经纶》所云，"妇人以血为海，妇人从于人，凡事不得专性，每多忧思，忿怒，郁气居多……忧思过度则气结，气结则血亦结……而经于是乎不调矣"；或因人工流产，刮宫或多次宫腔操作，损伤子宫内膜，属金刃所伤，直接损伤冲任、胞宫、胞脉，导致瘀血内停，阻滞冲任、胞脉，阻碍新血生成，引起月经量少。故"实"者多由瘀血内停，或痰湿内生，或肝失疏泄导致血行不畅，即"不通"。

【典型医案】

病例 1　王某，女，44 岁。2018 年 11 月 30 日初诊。

[主诉] 月经量少两年余。

[病史] 曾流产 3 次。经中西医多次治疗，疗效不佳。

[现症] 月经量少，色暗，有血块，28 日 1 行，乏力，神疲，易感冒，夜间易惊醒，目昏，纳可，二便可，双眼干涩。苔腻微黄，脉细。法宜清心，凉肝，固肾。

> 问题
>
> （1）本案是实证还是虚证？
>
> （2）本案主要病机是什么？
>
> （3）本案治疗原则是什么？

[治疗过程]

初诊处方：熟地黄 10g，生地黄 15g，山萸肉 12g，生山药 12g，泽泻 10g，牡丹皮 10g，茯苓 10g，当归 10g，生白芍 15g，山楂炭 15g，玄参 30g，炒麦芽 15g。15 剂，水煎服，日 1 剂。

二诊：12 月 17 日。服上方 15 剂，效可，月经周期正常。现症：双目干涩，易咽痛，晨起双手发胀，双膝关节时有刺痛，夜寐差，夜间易惊醒，小便频，纳可。末次月经 2018 年 12 月 6 日，仍有少量血块，上述症状欲综合调理。舌红苔黄腻，脉沉滞。上方加制附子 3g，上肉桂 2g，石斛 10g。15 剂，水煎服，日 1 剂。

三诊：2019 年 1 月 18 日。服上方 22 剂，效可，月经周期 25 天，量、质可，末次月经 2019 年 1 月 7 日。现症：双目干涩、疼痛，视物不清、目昏，咽干、咽痛，咽部异物感，晨起双手发胀，双膝仍有刺痛，夜眠一般，纳可，小便频，大便可，自诉停药后易反复。舌红，苔黄腻，脉细。辨证：阴虚火旺。麦味地黄汤加减。

处方：熟地黄 15g，生地黄 10g，山萸肉 12g，生山药 12g，泽泻 10g，牡丹皮 10g，茯苓 10g，麦冬 12g，五味子 10g，玄参 15g，夏枯草 10g，砂仁 2g（后下），菊花 10g（后下）。15 剂，水煎服，日 1 剂。

问题

（4）本案选择归芍地黄汤的原因是什么？

（5）处方加山楂炭、玄参、炒麦芽的意义是什么？

（6）二诊加制附子、上肉桂、石斛的意义是什么？

（7）三诊的用药思路是什么？

病例 2　张某，女，30 岁。2018 年 5 月 30 日初诊。

[主诉] 月经不规律两年余。

[病史] 近两年开始出现月经不规律，月经周期 40 ～ 70 天，量少，行经 3 天，无血块，曾于巩义市中医院口服汤药（气血不和）1 月余，效一般，未再治疗。既往刮宫 3 次。

[现症] 末次月经 5 月 12 日，行经两天即净，白带正常，乏力，精神差，眠差，入睡难，心烦，凌晨 2:00 左右方睡，梦多，口干渴，喜饮，纳可，大便偏干，两日 1 行，小便黄，喜甜食，双小腿沉困，饭后易胃胀。舌下络脉瘀粗，舌尖红，苔黄腻，脉细。

问题

（1）本案月经量少的原因是什么？

［治疗过程］

初诊处方：当归 10g，生地黄 10g，桃仁 10g，红花 6g，赤芍 10g，柴胡 3g，川芎 3g，桔梗 3g，炒枳壳 3g，怀牛膝 15g，夏枯草 15g，竹叶 10g，炒麦芽 10g，炒谷芽 10g，生甘草 3g。15 剂，水煎服，日 1 剂。

二诊：8 月 15 日。服上方 30 剂，效可，月经量较前增多，睡眠较前改善，纳可，二便调，胃胀消失。舌质暗红，苔根部腻黄，脉沉滞。

处方：守上方去炒麦芽、炒谷芽，继服 30 剂，水煎服，日 1 剂。

问题

（2）简述本案方药配伍的意义。

【问题解析】

病例 1

（1）患者年过四旬。《素问·上古天真论》曰："女子……六七，三阳脉衰于上，面皆焦，发始白。"此时女子的先后天功能均下降，精血生成不足，故月经量少；患者同时伴见乏力、神疲、口眼干燥，均为血虚津亏之象；且患者多次行人工流产刮宫，直接损伤冲任、胞宫、胞脉，使经血生成乏源，故而月经量少，所以本病属虚证。

（2）其主要病机是肝肾不足，精亏血少，冲任血海亏虚，经血乏源。

（3）治疗原则当滋补肝肾，养血生精。

（4）归芍地黄汤由六味地黄丸加当归、白芍而成。其治肝肾阴亏，阴虚血少所致病证，契合患者病机。方中生地黄、熟地黄、山萸肉、山药补肾肝脾之阴，以补肾阴为主；牡丹皮泄肝火，茯苓渗脾湿，泽泻泄肾火，是谓"三泻"；当归补血活血，白芍养血敛阴、柔肝止痛。诸药合用，共奏滋肝肾、补阴血、清虚热之功效。方中当归、白芍、熟地黄为四物汤的主药，是养血调经的常用方，去川芎，忧其辛、窜伤血之弊。

（5）山楂炭有活血、化瘀之功，为化血积之良药，患者经血中有血块，且有多次人工流产史，难免伤及胞脉，故用之；玄参色黑入肾，滋养肾阴，本方用之取"滋水涵木"之义，治疗眼干等干燥综合征之症状；炒麦芽既有健脾消食防滋阴药碍胃之弊，又有升发肝气之功。

（6）二诊加附子、肉桂，取其"善补阴者，必于阳中求阴，则阴得阳升而泉源不竭"之义。用石斛，取其清热养阴、生津益胃之功，和方中的滋阴药一起缓解干燥综合征之症状。

（7）三诊时，月经量可，症见双目干涩、疼痛，视物不清、目昏、咽干、咽痛，以肝肾阴虚，肝火上炎为主要矛盾，故方选麦味地黄丸滋补肝肾，加夏枯草、菊花清肝明目。

病例 2

（1）患者多次刮宫，胞脉为金刃所伤，血行不畅；眠差，心烦，梦多，口干渴，喜饮，舌尖红，苔黄腻，脉细，舌下络脉瘀粗均为瘀热内阻之象。《陈素庵妇科补解·调经门》云："妇人月水不通，属瘀血凝滞者，十之七八。"女子以血为先天，经历经、孕、产、乳，易损耗阴血。气虚或气滞，均可致血行不畅，进而瘀阻冲任，胞脉不畅，经血运行受阻，故而出现月经量过少。

（2）方中桃仁、红花、生地黄、当归、赤芍、川芎六味药活血化瘀而养血；柴胡、枳壳、甘草行气和血而疏肝；桔梗可以开肺气、载药上行，配合枳壳则升降上焦之气而宽胸；牛膝通利血脉、引血下行；夏枯草、竹叶内清郁热；炒麦芽、炒谷芽消食化积，使经血有生化之源。现代药理研究认为，活血化瘀类药物具有改善血液流变学、抗血栓形成、改善微循环、加强子宫收缩等作用，于活血祛瘀药中加入行气之品，使气行则血行，瘀血易消，新血得生，月事时下。

【学习小结】

张磊教授治疗月经量少主要从"虚""瘀"两方面入手。女子屡次堕胎，耗伤精气，肾精亏虚，肾气不足，血海不足，冲任亏虚，经血生化乏源而见月经量少；对于宫腔手术操作术后的女性，则以血瘀多见，胞宫瘀阻，血行不畅而见月经量少；此外，小产后余血未净，气滞血瘀，瘀滞冲任，气血运行不畅，"虚""瘀"并见，遂导致月经量少。《素问·上古天真论》云："二七而天癸至，任脉通，太冲脉盛，月事以时下，故有子。"《傅青主女科·种子》云："血足则子宫易于容物。"由此可见，"虚""瘀"在病因病机方面互为因果，相互影响。

【课后拓展】

1. 背诵《素问·上古天真论》。

2. 比较下丘脑－垂体－性腺轴和肾－天癸－胞宫轴对月经形成的作用。

3. 参考阅读：孙玉信. 国医大师张磊医学文库. 济南：山东科学技术出版社，2021.

第二节　崩漏

崩漏，是指月经的周期、经期、经量发生严重失常的病证。发病急骤，暴下如注，大量出血者为"崩"；病势缓，出血量少，淋漓不绝者为"漏"。可发生在月经初潮后至绝经的任何年龄，足以影响生育，危害健康，属妇科常见病，也是疑难急重病证。包含但不限于西医无排卵性功能性子宫出血。崩，始见于《黄帝内经·素问》"阴虚阳搏谓之崩"；漏，始见于《金匮要略方论》"妇人有漏下者，有半产后因续下血都不绝者，有妊娠下血者"。中医药治疗崩漏，有着独特的优势，具有效果良好、安全性高、疗效显著、不易复发等优点。

【辨治思路】

张磊教授根据崩漏病因从"虚""瘀""热"论治。"虚"，主要指冲任虚损，先天肾气不足；或少女肾气未盛，天癸未充；或房劳、多产损伤肾气；或久病、大病穷必及肾；或七七之年，肾气渐衰，天癸渐竭，肾气虚则封藏失司，冲任不固，不能制约经血。其次为气虚，出血日久阴损及阳，气不摄血，而见崩漏。治以补肾健脾，益气固脱，属"复旧"之法。"瘀"指血瘀，或因七情内伤，气滞血瘀；或灼热、寒凝、虚滞致瘀；或经期、产后余血未净而内生瘀血；或崩漏日久，离经之血为瘀，瘀阻冲任、子宫，血不归经而妄行，遂成崩漏。此时的治疗应取"通因通用"之法，使瘀血去，新血生，因势利导，引血下行，属"澄源"之法。

"热"指血热，妇女由于经、孕、产、乳等因素，使机体常处于"阴常不足、阳常有余"的状态；或素体阳盛血热或阴虚内热；或七情内伤，肝郁化热；或内蕴湿热之邪，热伤冲任，迫血妄行，发为崩漏。治以清热、固崩、止血，属"塞流"之法。

【典型医案】

病例1　李某，女，45岁。2019年3月16日初诊。

［主诉］月经紊乱，淋漓不尽3年。

［病史］自述3年来月经紊乱，淋漓不尽，于当地服"地屈孕酮片"和中药治疗，经血仍淋漓不断。2018年10月行诊刮术一次，子宫内膜呈分泌期改变，部分腺体萎缩及不规则扩张，间质呈蜕膜样变。

［症见］现在已无月经周期，伴乏力，倦怠，精神不振，消瘦，面黄，头晕，睡眠多梦，烦躁，大便日1行、不成形。舌质淡胖，苔白滑，脉沉滞。

问题

（1）本案的基本病机及治则是什么？

［治疗过程］

初诊处方：红参10g，北柴胡6g，升麻6g，乌贼骨30g，茜草10g，黄芪30g，熟地黄炭15g，墨旱莲30g，侧柏炭15g，黄芩炭10g，茯苓10g，炒白术6g，甘草6g。7剂，水煎服，日1剂。

二诊：2019年3月23日。患者述服药3天后经血干净，精力改善。现症：面黄，体倦，乏力，懒言，舌质淡胖，苔白滑，脉沉细。

处方：茯苓 30g，炒山药 30g，当归 10g，白芍 10g，菟丝子 10g，沙苑子 10g，熟地黄炭 10g，山萸肉 15g，泽泻 12g，车前草 30g，节菖蒲 12g，甘草 6g。7 剂，水煎服，日 1 剂。

问题

（2）简述四乌鲗骨一芦茹丸的出处、主治。

（3）补中益气汤治疗崩漏的机理是什么？

（4）崩漏血止后应如何巩固治疗？

病例 2 何某，女，46 岁。2020 年 6 月 20 日初诊。

［主诉］月经紊乱，淋漓不尽两年余。

［病史］近两年来月经量多时血流如崩，量少时淋漓不止，今日 B 超示子宫内膜 18mm。

［现症］月经量多时血流如崩，量少时淋漓不止，末次月经 2020 年 5 月 22 日，至今未止，近 3 天量多，有血块，伴下腹疼痛，面色萎黄。舌质淡，苔薄白，脉细数。

问题

（1）本案的基本病机及治则是什么？

［治疗过程］

初诊处方：土鳖虫 10g，牡丹皮 10g，桃仁 10g，红花 10g，当归 20g，川芎 10g，鸡血藤 30g，炒枳壳 15g，川续断 15g，牛膝 15g，甘草 6g。5 剂，水煎服，日 1 剂。

二诊：2020 年 6 月 27 日。述服药后排出大量血块，3 天后出血量减少，现基本干净。舌质淡，苔白，脉沉细。

处方：茯苓 30g，炒山药 30g，炒白术 10g，当归 10g，白芍 10g，菟丝子 15g，沙苑子 15g，枸杞子 15g，墨旱莲 30g，藕节炭 30g，金银花 30g，蒲公英 30g。7 剂，水煎服，日 1 剂。

问题

（2）本案患者已经出血不止，为何还用大量的活血药？

（3）简述月经的周期性用药。

病例 3　胡某，女，21 岁。2020 年 6 月 21 日初诊。

［主诉］月经紊乱 7 年。

［病史］14 岁初潮后，月经紊乱至今，月经或几月不来，或来后不干净，时出血如崩，间断服用"妈富隆"5 年。

［现症］末次月经 2020 年 6 月 8 日，淋漓不尽，月经质稠，有异味，面痘，多饮，烦躁，纳差，小便黄，大便日 1 行，偏干。舌质红，苔黄，脉细数。

问题

（1）简述血热型崩漏的特点。

［治疗过程］

初诊处方：金银花 30g，蒲公英 30g，黄柏 10g，竹叶 10g，通草 3g，侧柏炭 15g，藕节炭 30g，墨旱莲 30g，贯众炭 12g，生地黄炭 15g，甘草 6g。7 剂，水煎服，日 1 剂。

二诊：6 月 28 日。述服药后月经干净，异味减轻，舌质红，苔薄黄，脉细数。前方加当归 10g，白芍 10g。7 剂，水煎服，日 1 剂。

问题

（2）简述本案的方药配伍意义。

【问题解析】

病例1

（1）本案的基本病机是精血不足，气不摄血。治则：补益精血，益气固脱。

（2）四乌鲗骨一芦茹丸源自《素问·宣明方论》。四乌鲗骨一芦茹丸为益精行血的代表方剂，又被后世誉为通补奇经第一方，凡血枯精亏所致的崩漏、闭经、癥瘕、不孕、带下、阴肿、恶露不绝及妇人杂病等，均可用之。方中乌鲗骨补肾益精，收敛止血，并可通血脉，治女子血闭；芦茹活血通经，治女子经水不通；熟地黄（替代鲍鱼汁、麻雀卵）益精血，调冲任，炭用增强其止血效果。

（3）《妇人大全良方》云："妇人崩中漏下者，由劳伤血气，冲任之脉虚损故也。""劳伤冲任，不能制约经血而为崩也。"无论是崩中还是漏下，均耗气伤血，持续出血，则血脱气陷，气血大衰，气虚不能摄血，使出血加重，故本病之本在于气虚。而脾胃为气血生化之源，故治疗崩漏以补中益气升提为主，古籍亦有记载"下部出血，当用升提"。因此，调理脾胃是本案治疗的重要环节。"气为血之帅"，气充则摄血有权。补中益气汤化裁，用柴胡、升麻升阳举陷，黄芪、党参补气，白术、陈皮健脾理气和中，当归、炙甘草调和诸药。全方共奏补中益气，固摄冲任之功。临床上本方对气虚型崩漏尤为灵验。

（4）崩漏血止后，治病求本，当健脾和胃与滋补肝肾并重。脾胃为后天之本，气血化生之源，对女性之胞宫、血海有供养之责。药用炒山药、茯苓等健脾除湿，节菖蒲理气和胃。脾胃和则化源充足，使肝血有所养，肾精有所藏，女子的经、带、孕、产等功能才能正常发挥。患者精血不足致胞宫失养，冲任虚损，药用女贞子、墨旱莲、沙苑子、菟丝子、枸杞子、山萸肉补肾生精，当归、白芍养血柔肝。

病例2

（1）本案的基本病机为瘀血阻滞胞络，血不循经。治疗当以行气活血，通经止血为法。

（2）《黄帝内经》有云："瘀血不去，新血难安。"即瘀血不去，新血不生；瘀血不去，新血妄行。患者末次月经为 2020 年 5 月 22 日，距今（2020 年 6 月 20 日）已近 1 个月，且 B 超显示子宫内膜厚度为 18mm，且现出血量增多，故推断现在出血为新的月经周期，不可片面的"见血止血"、大量施用收敛固涩止血药物，而当"通因通用"，因势利导，大胆应用活血祛瘀药物，使瘀血得去，新血得生。

（3）《素问·八正神明论》云："月始生，则血气始精，卫气始行；月郭满，则血气实，肌肉坚；月郭空，则肌肉减，经络虚，卫气去，形独居。"论述了人体气血随月相的盈亏而发生相应的盛衰变化。亦提出了"月生无泻，月满无补，月郭空无治"的针刺原则，即顺应人体气血渐生渐旺的生理规律，以助气血生旺而又制其充盈过度。反之，若"月生而泻是谓脏虚"，而使气血削弱；"月满而补，气血充溢，络有留血"，以致"实实"之弊，所谓"因天时而调血气"（《黄帝素问直解》），所以，在月经不同的时期，要应用不同的治疗方法。月经期为月经来潮，相当于月经周期的 1 ～ 5 天，此时应因势利导，引血下行，使子宫内膜脱落，多以活血化瘀、理气通经为治则；月经后期相当于月经周期的 5 ～ 12 天，此时多表现为经血流失，血海空虚，冲任不足，总的治疗原则为滋补肝肾；排卵期相当于月经周期的 13 ～ 18 天，此时治疗原则调理肝脾，调和冲任，以保证卵子的排出，受精与着床的顺利完成；月经前期为月经周期的 19 ～ 28 天，此时气血俱盛，血海渐满而将溢，应采用调和气血，平补平泻的方法，保证月经如期而至。

病例 3

（1）热性崩漏多因素体阳盛，嗜食辛辣；或感受热邪，热郁于内；或素多抑郁，伤肝化火，均使热伤冲任，迫血妄行导致崩漏。常见突然阴道大量出血，或淋漓日久不止，血色深红、黏稠，面赤，口渴，烦躁不寐，头晕等，治宜清热凉血，止血调经。热性崩漏，在不同年龄阶段女性均会发生，尤以青春期女性多见，因此时女性肾中精气未充，制约经血能力较弱，加之生长发育较快，容易生热。经血长期不止又容易引邪入侵，内外呼应，其热益炽。

（2）方中金银花、蒲公英、黄柏清热解毒；侧柏炭、藕节炭、墨旱莲凉血止血；生地黄、贯众等用炭类去性存用，有更好的止血作用；加导赤散清热通淋，使热从小便而解。二诊加当归、白芍，有复旧之意。

【学习小结】

崩漏是妇科的常见病，也是疑难病，中医以塞流、澄源、复旧为基本治疗原则。张磊教授根据引起崩漏的病因从"虚""瘀""热"入手，再结合患者所处的月经时期，治病求本，因时、因人制宜，采取合适的治疗方法，发挥中医辨证施治的优势，取得了满意的疗效。

【课后拓展】

1. 掌握《黄帝内经·素问》《金匮要略》对崩漏认识。

2. 了解月经周期性用药原则。

3. 参考阅读

（1）孙玉信.国医大师张磊医学文库.济南：山东科学技术出版社，2021.

（2）张磊.张磊医学全书.郑州：河南科学技术出版社，2017.

第十章　疑难杂病

第一节　痹证

痹证，是指正气不足，风、寒、湿、热等外邪侵袭人体，痹阻经络，气血运行不畅所导致的，以肌肉、筋骨、关节发生疼痛、麻木、重着、屈伸不利，甚至关节肿大、灼热为主要临床表现的病证。

痹者，闭也，痹证的含义有广义、狭义之分。广义的痹证，泛指机体正气不足，卫外不固，邪气乘虚而入，脏腑经络气血为之痹阻而引起的疾病，统称为痹证，包括《黄帝内经》所说的肺痹、心痹等脏腑痹及肉痹、筋痹等肢体经络痹。狭义的痹证，即指其中的肢体经络痹，本节主要讨论肢体经络痹证。

西医学的风湿关节炎、类风湿关节炎、强直性脊柱炎、骨性关节炎、坐骨神经痛等疾病以肢体痹病为临床特征者，可参照本病辨证论治。

【辨治思路】

张磊教授认为，痹证辨治应明辨虚实，凡疾病初起，由风、寒、湿、热等邪气侵入机体经络，留于关节，经脉气血闭阻不通致痹者，多为实证。根据感受邪气的偏重不同，常有行痹、痛痹、着痹、热痹等之分，若属风邪偏胜之行痹者，治宜祛风通络为主，方以防风汤或蠲痹汤加减治之；若属寒邪偏胜之痛痹者，治宜温经散寒为主，方以乌附麻辛桂姜甘汤加减治之；若属湿邪偏胜之着痹者，治宜祛湿通络为主，方以薏苡仁汤加减治之；若风寒湿邪侵袭关节，有化热之象，而见寒热错杂之热痹者，治宜温经散寒，清热除湿，方以桂枝芍药知母汤加味治之。日久不愈，经络长期为邪所阻，营卫不行，聚湿生痰，脉络瘀阻，痰瘀互结，则多为虚实夹杂证，若属湿热痹阻者，治宜清热利湿通痹，方以三仁汤合四妙丸化裁治之；若属瘀血痹阻者，治宜活血化瘀通络，方以身痛逐瘀汤加减治之；若属痰湿痹阻者，治宜化痰行气蠲痹，方以阳和汤加减治之；若属气虚兼有风痰热瘀者，治宜益气凉血祛风，方以黄芪赤风汤化裁治之。病久入深，气血内损，肝肾亏虚，筋骨失养，多为虚证，若属气血两虚所致之血痹者，治宜益气养血，活血通络，方以黄芪桂枝五物汤加减治之，《金匮要略》亦言："血痹阴阳俱微，寸口关上微，尺中小紧，外证身体不仁，如风痹状，黄芪桂枝五物汤主之。"若属肝肾不足致痹者，治宜补益肝肾，舒筋活络，方以独活寄生汤加减治之。

【典型医案】

病例1 殷某，女，41岁。2014年3月19日初诊。

［主诉］关节痛半年，失眠3年，加重半年。

［病史］患者半年前因生气出现关节疼痛，服治疗类风湿相关药物，开始效可，后症状加重，2012年8月北大人民医院诊为"干燥综合征"，但不排除类风湿。

［现症］关节刺痛，劳累、天冷时肿胀，晨起双手僵硬，活动后缓解，前几年夏较冬重，尤其阴雨天明显。近两月低热37.3～37.8℃，晚上7:00～9:00恶寒明显，盗汗，眠差，常做噩梦，乏力，纳可，下午腹胀明显，大便不成形，日2～3行。月经量少，经期5天，色暗，经前乳房胀痛明显，易怒，唇暗，口鼻干，甚则鼻衄。舌淡红，苔薄白，脉沉滞。

问题

（1）简述《黄帝内经》中对痹证的分类。

［治疗过程］

初诊处方：炒薏苡仁 30g，炒白扁豆 10g，白茅根 30g，通草 6g，炒白术 10g，海风藤 20g，络石藤 20g，忍冬藤 15g，淫羊藿 10g，浮小麦 30g，煅牡蛎 30g（先煎），防己 10g，橘络 6g，生甘草 6g。15 剂，水煎服，日 1 剂。

二诊：2014 年 4 月 2 日。服上方 15 剂，关节疼痛减轻，肢体活动无障碍，仍晨起手胀，昨日又鼻衄，鼻咽干，夜间汗多。舌红苔少，脉细。

处方：熟地黄 10g，生地黄 10g，天冬 10g，麦冬 10g，怀牛膝 10g，川牛膝 10g，白茅根 30g，栀子 10g，海风藤 30g，络石藤 30g，通草 6g，浮小麦 30g，桑叶 10g，炒薏苡仁 30g，生甘草 6g，木瓜 15g，生山药 30g。15 剂，水煎服，日 1 剂。

三诊：2014 年 4 月 23 日。服上方 15 剂，关节基本无疼痛。

问题

（2）从关节刺痛推知本案患者应有瘀血，为何处方中不加活血化瘀药？

病例 2 司某，女，60 岁。2013 年 2 月 22 日初诊。

［主诉］风湿关节炎 10 余年。

［病史］自述 50 岁绝经，绝经后发现全身关节僵硬，西医诊断为"风湿关节炎"，未予正规治疗。1 年前全身关节僵硬症状加重，住院经输液治疗后症状减轻，2013 年 2 月 7 日于某油田总医院查血生化示免疫球蛋白 G 19.00g/L，氨基葡萄糖苷酶 23.21u/L。口服"甲氨蝶呤片""硫酸羟氯喹片""白芍总苷胶囊"等抗风湿药及治疗骨质疏松药。4 年前行直肠癌手术并化疗，复查无异常。

［现症］全身大关节凉痛，十指小关节紫、凉而不痛、晨僵，口干不渴，眼干，纳差，眠差，大便干，日 1 行，小便急。舌淡，苔薄白，脉数。

问题

（1）简述疏利法的特点。

[治疗过程]

初诊处方：木瓜 30g，威灵仙 15g，生白芍 30g，乌蛇肉 15g，制川乌 6g（先煎），透骨草 15g，生薏苡仁 30g，炒白芥子 6g，生甘草 6g，当归 10g。20剂，水煎服，日 1 剂。

二诊：2013 年 5 月 15 日。服上方 50 剂，手指关节紫变浅，腿痛减轻，全身关节僵硬、凉痛，时有关节处肌肉痛，可自行消失，背部痒，张口困难，发紧，口干，眼干，咽干，食纳较前好转，眠一般，大便成形，日 2 ～ 3 行，尿频尿急，咽痛，伸舌困难。舌质红，脉沉细。

处方：桂枝 10g，生白芍 10g，制川乌 6g（先煎），千年健 15g，追地风 15g，生黄芪 15g，防风 10g，伸筋草 15g，酒桑枝 30g，炙甘草 6g，鬼箭羽 30g，生姜 3 片，大枣 3 枚（切开）为引。20 剂，水煎服，日 1 剂。

问题

（2）简述首诊方药特色。

病例 3 张某，女，12 岁。2013 年 9 月 26 日初诊。

[主诉]发热伴全身骨节痛 4 年余。

[病史]4 年前无明显原因出现发热、关节痛，服用中药效不明显，现在不发热（服"布洛芬"退热）。

[现症]发热时体温可达 41℃，无明显规律，恶寒，双脚冰凉，无汗，发热时颈部、前胸、后背起红色斑点，热退后消失，但伴有身痒，纳可，眠可，不发热时自觉身热，夜里明显加重，皮肤按压有疼痛感，行走时双下肢关节疼痛行走不利，时全身疼，不发热时骨节痛，口干欲饮水，但不欲咽，大便干，小便黄。舌淡苔白，脉数。

问题

（1）试分析首诊如何辨证用药？

［治疗过程］

初诊处方：炙麻黄 3g，杏仁 10g，生薏苡仁 30g，海风藤 15g，络石藤 15g，透骨草 10g，葛根 15g，制川乌 6g（先煎），桂枝 10g，防己 6g，生甘草 3g，大黄 6g（后下）。6 剂，水煎服，日 1 剂。

二诊：10 月 9 日。服上方后，症状明显减轻，仍有咽痛，背痛，纳差，大便干。舌质淡红，脉略数。仍在服用激素。

处方：炙麻黄 3g，生薏苡仁 30g，生石膏 30g，海风藤 15g，络石藤 15g，通草 6g。7 剂，水煎服，日 1 剂。

问题

（2）若患者仍高热，能否使用大剂量清热解毒药退热？

病例 4 王某，女，48 岁。2014 年 10 月 22 日初诊。

［主诉］双上肢僵硬、疼痛近 7 年。

［病史］类风湿病史 7 年，不间断服中西药治疗，效可。近几个月未服药，加之天气转凉，又觉近几个月月经不规律，大便不成形，日 1 行。近两个月脱发严重。子宫脱垂已半年。

［现症］上肢关节紧、僵，晨起加重，双手指关节肿大，手握不灵活，下午关节轻松，关节怕凉、怕风、发热，双手心、脚心发热，舌中间发热。舌质红，苔薄黄，脉沉滞。

［治疗过程］

初诊处方：桂枝 12g，生白芍 10g，知母 12g，防风 12g，炒白术 12g，制附子 6g（先煎），麻黄 3g，酒生地黄 30g，酒桑枝 30g，生甘草 6g。10 剂，水煎服，日 1 剂。

二诊：12 月 22 日。服上药近两个月，前 10 剂服后手脚心已不热，关节痛减，后再服效果不明显。现症：上肢关节痛甚，上午加重，痛处发热，腿后中线处、脚踝处痛、胀，两胁处觉有气窜至后背，胀痛，觉浑身憋胀、痛，乏力，懒动，大便不成形，日两行。服药后近两个月月经来潮 3 次，量、质较正常。舌质暗红，舌体胖大，苔黄干，脉沉乏力。

处方：酒生地黄 30g，生黄芪 30g，赤芍 30g，防风 10g，生甘草 10g，鬼箭羽 30g，生薏苡仁 30g，乌蛇肉 15g。10 剂，水煎服，日 1 剂。

问题

（1）简述桂枝芍药知母汤中知母的含义。

（2）患者子宫脱垂已半年，为何不采用补中益气法以升提？

【问题解析】

病例 1

（1）《黄帝内经》中的痹证可按发病部位分为肢体痹和脏腑痹两大类，前者系邪侵袭肢体，气血经络不利，导致肢体出现疼痛、麻木等表现；后者为邪入脏腑，出现脏腑气不宣行的一类病证。《黄帝内经》中肢体痹包括了按邪气偏盛和症状特点所分的行痹、痛痹、着痹三痹，根据病变部位、发病时间所分的骨痹、筋痹、脉痹、肌痹、皮痹五体痹；脏腑痹主要论述了五脏痹证与胞痹、肠痹。

（2）此处瘀血为风寒湿之邪痹阻经络而成，故治疗上用薏苡仁、白扁豆等祛湿，用海风藤、络石藤、忍冬藤等祛风通络，风寒湿邪除，则瘀血自消。

病例 2

（1）疏利法，疏是疏导，利是通利，有运行排遣之义。此法常用于水湿失于输化，出现全身郁（瘀）胀，似肿非肿的经络湮瘀证候。本案患者诊为风湿关节炎，此病一般病程较长，时轻时重，本案生化检查无异常发现，尿量正常，有时小便次数少，服西药利尿药可减轻，但停药即复如故，宜用疏利法治之。

（2）《素问·上古天真论》云："七七任脉虚，太冲脉衰少，天癸竭，地道不通。"患者年至五十而绝经，后发全身关节僵硬，可知患者阴血不足不能充养筋脉而致关节僵硬，故用芍药、甘草、木瓜酸甘化阴，当归养血柔肝以缓拘急；又患者关节发凉，"阳气者，精则养神，柔则养筋"，故患者不仅阴血不足，阳气亦亏，故用威灵仙、制川乌等温通经络，也是虽有阴血不足而不用知母、生地黄养阴的原因。

病例 3

（1）患者发热、恶寒、无汗、双脚冰凉当属太阳风寒表实证；大便干、小便黄当属内热证；口干，发热时颈部、前胸、后背起红色斑点，可由风寒之邪闭表，阳气郁阻于肤表所致，亦可为内热所致。故可辨为外感风寒，内有郁热。方用葛根汤合麻杏苡甘汤外散风寒，用大黄泻内热，佐以海风藤、络石藤、透骨草通络止痛。

（2）《素问·生气通天论》云："体若燔炭，汗出而散。"若风寒之邪闭郁腠理，玄府不畅，正邪交争于体表亦可发生高热。故临床见到热证，需"先别阴阳"，断不可见热即清热，反致病重。

病例 4

（1）《金匮要略·中风历节病脉证并治第五》云："诸肢节疼痛，身体魁羸，脚肿如脱，头眩短气，温温欲吐，桂枝芍药知母汤主之。"近代医家多认为其病机为风寒湿邪痹阻，且有化热之象，故用知母清热。但《神农本草经》言知母"除邪气，肢体浮肿，下水，补不足，益气"。《金匮发微》还提到"知母一味，主治欲吐"，故知母用法尚须细细品味。

（2）患者虽子宫脱垂已半年，但当下主要矛盾为上肢关节僵硬、疼痛等痹证症状为主，"急则治其标，缓则治其本"，况所含之桂枝汤，"外能解肌调营卫，内能化气和阴阳"，对子宫脱垂亦有裨益。

【学习小结】

痹证是正气不足，感受风、寒、湿、热等外邪，阻滞经络，痹阻气血，引起肌肉、筋骨、关节等部位酸痛、麻木、重着、肿胀、屈伸不利或关节肿大、变形为临床表现的病证。随着病程的发展，可致痰瘀痹阻，气血耗伤，甚至内传脏腑。辨证应分清虚实及病邪的偏胜。其病机是邪气阻滞，故以祛邪活络，缓急止痛为治疗大法，祛风、散寒、除湿、清热应互相配合，但又有主次之分，并视病情佐以养血祛风、温阳散寒、健脾化湿及凉血清热之法，以增强祛邪活络之力；病程日久应辅以补益气血、补养肝肾、祛痰、化瘀等治法，虚实兼顾，标本并治。

【课后拓展】

1. 熟读背诵《黄帝内经》痹证相关条文。

2. 了解西医学对本病的认识及研究进展。

3. 参考阅读

（1）孙玉信.国医大师张磊医学文库.济南：山东科学技术出版社，2021.

（2）张磊.张磊医学全书.郑州：河南科学技术出版社，2017.

第二节　腰痛

腰痛，又称腰脊痛，是以腰脊或脊旁部位疼痛为主症的疾病。有急性和慢性之分。急性腰痛，病程较短，腰部多拘急疼痛、刺痛，脊柱两旁常有明显的按压痛；慢性腰痛，病程较长，时作时止，腰部多隐痛或酸痛。多见于西医学中的腰肌纤维炎、强直性脊柱炎、腰椎骨质增生、腰椎间盘病变、腰肌劳损等腰部病变等疾病。

【辨治思路】

张磊教授认为，腰痛之辨证不外虚、实、寒、热及外伤瘀滞，《景岳全书·腰痛》指出，"腰痛证……有表里虚实寒热之异"，故腰痛辨治首当明辨虚实。凡起病急，病程短，多为外邪侵袭，或跌仆损伤所致者，多为实证。若为寒湿腰痛者，方选甘姜苓术汤化裁，散寒祛湿，温经通络，即《金匮要略·五脏风寒积聚病脉证并治第十一》所言"肾著之病……病属下焦，身劳汗出，衣里冷湿，久久得之，腰以下冷痛，腹重如带五千钱，甘姜苓术汤主之"；湿热腰痛者，方以三仁汤合四妙丸加减，清利湿热，舒筋止痛；气滞腰痛者，方选逍遥散加味，疏肝理脾，畅达筋脉；瘀血腰痛者，方以血府逐瘀汤化裁，活血化瘀，通络止痛；痰浊痹阻者，方以张磊教授自拟涤浊汤加减，荡涤下焦浊邪。起病缓，病程长，时作时止，多为肾气亏虚所致者，多为虚证。肾虚腰痛者，方以独活寄生汤化裁，补益肝肾，祛湿止痛；偏肾阳虚者，方以济生肾气丸加减，温肾助阳，温煦经脉；偏肾阴虚者，投以左归丸加减，滋补肾阴，濡养筋脉。临床亦多见虚实夹杂者，若属脾虚湿盛而致腰痛者，方以二陈汤合平胃散化裁，健脾燥湿，理气止痛；若属肝虚血瘀而致腰痛者，方以曲直汤加味，补肝活血，化瘀止痛；若属肾虚水泛而致腰痛者，投以真武汤加减，温阳化气，利水祛湿。此外，张磊教授亦强调，要重视针对患者自身的致病因素，根据患者的生活环境、工作环境、文化素养等情况，给出恰当的心理疏导和健康指导，开出适合患者的"无药处方"。对于腰痛患者，要注重保持良好的生活习惯，避寒就温，保持正确行走坐卧姿势，劳逸结合，避免强力负重等，有助于腰痛康复。

【典型医案】

病例1　王某，女，48岁。2013年4月17日初诊。

［主诉］腰痛1个月。

［病史］1个月前晨起时突然出现腰不能转动，伴酸沉。本月4日省医院MR示：①颈、腰椎退变；②L_2椎体血管瘤可能；③$C_{3～4}$、$C_{4～5}$、$C_{5～6}$椎间盘轻度突出；④$L_{4～5}$、$L_5～S_1$椎间盘变性伴轻度突出。有受凉史。

［现症］不能坐，腰不定时疼痛，针扎样痛，双腿发软，右膝关节酸沉，腰困沉。月经周期可，量少，色黑。大便可，小便黄。舌质红，苔根部薄黄，脉沉滞。

问题

（1）《中医内科学》对腰痛是如何辨证的？

（2）本案应如何辨证分析？

[治疗过程]

初诊处方：茯苓 30g，炒白术 12g，木瓜 30g，威灵仙 12g，酒白芍 30g，制川乌 10g，生甘草 10g，生姜 10g 为引。7 剂，水煎服，日 1 剂。

二诊：4 月 26 日。服上方 7 剂，效可，现能坐。服药期间烤电辅助治疗，过程中睡着又凉醒，腰部复凉，余无不适。舌苔同上，脉沉滞无力。

处方：上方加桂枝 10g，细辛 3g，当归 10g，制附子 10g。10 剂，水煎服，日 1 剂。

三诊：5 月 31 日。服上方 17 剂，效可。现症：近两个月消瘦，体重下降 3.5kg。眠浅易醒，噩梦多，走路如踩棉花。纳可，胃脘部按之痛，饥饿或饱餐时出现胃痛，二便可。舌暗红，苔根部黄厚，脉沉弱。

处方：狗脊 30g，炒杜仲 10g，川续断 10g，制川乌 6g，炒白术 10g，当归 10g，酒白芍 15g，茯苓 10g，通草 6g，淫羊藿 10g，巴戟天 10g，生甘草 6g，炒山药 15g。15 剂，水煎服，日 1 剂。

四诊：9 月 11 日。上方服 15 剂，未继服。服后腰稍好，但仍在天气阴冷时腰酸不适。现症：晨起口干苦，不欲饮，口内时有反酸。昨天在郑大二附院查有慢性浅表性胃炎伴点状出血，Hp（-），曾在今年 5 月查颅多普勒示脑血管痉挛。入睡难，多梦，时有烦躁。今年 3 月月经已断。偶有手抖。大便不干，日 1 行。吞咽不顺，咽干、紧，四肢乏力。舌暗红，苔薄黄，脉细。

处方：北沙参 15g，麦冬 15g，玄参 15g，竹叶 10g，灯心草 3g，葛根 15g，炒麦芽 15g，炒谷芽 15g，桑叶 10g，黄芩 10g，生甘草 6g。10 剂，水煎服，日 1 剂。

问题

（3）本案如何遣方用药？

病例 2 王某，男，68 岁。2013 年 7 月 8 日初诊。

[主诉] 腰痛 1 月余。

[病史] 患者半年前行冠脉支架术，植入支架两次，术后情况可，1 个月

前突然出现恶心、呕吐，至医院检查示肾功能异常，在当地医院住院治疗，未服过中药。既往史：冠心病半年，高血压10余年，母亲、两位兄长均有高血压史。2013年6月26日查尿素氮9.96mmol/L（↑），肌酐171μmol/L（↑），总胆固醇2.99 mmol/L（↓）。

［现症］腰痛，转侧活动不利，纳差，食欲欠佳，眠可，二便可。舌质红，苔黄厚腻，脉沉弦。

问题

（1）临床常见一些心脏疾患的病人出现恶心、呕吐等症状，该如何理解？

［治疗过程］

初诊处方：杏仁10g，白豆蔻10g，生薏苡仁30g，厚朴10g，清半夏10g，竹茹30g，陈皮10g，滑石30g，通草6g。15剂，水煎服，日1剂。

二诊：8月4日。服上方25剂，服后食欲好转，效可。现眠可，二便调，本次欲恢复肾功能。8月1日本院查胱抑素C、肌酐异常，其余指标正常。腰部疼痛不明显。舌质红，苔黄略厚，脉沉弦。

处方：上方加土茯苓30g，怀牛膝10g，金樱子10g，芡实30g，莲须6g。15剂，水煎服，日1剂。

三诊：9月27日。服上方15剂，效可，食欲可，经检查肾功能基本正常，现欲巩固疗效。舌体经常痛，舌质红，苔薄白，脉细。

处方：茯苓10g，生薏苡仁30g，冬瓜子30g，连翘10g，赤小豆30g，桑叶10g，竹茹10g，丝瓜络10g，白豆蔻6g，生甘草3g，10剂，水煎服，日1剂。

问题

（2）本案患者辨证为湿热为患，为何方中不加清热药而反加宣肺之药？

病例 3 包某，男，39岁。2014年3月5日初诊。

[主诉] 腰部困痛两个月。

[病史] 平素易口腔溃疡。

[现症] 全身乏力困倦，左侧腰部甚，夜间加重，时胀困疼痛，不觉发凉，左侧上肢僵，纳眠可，口气重，不知饥，晨起口渴，咽干，白天不干渴，腹部不适，近日大便不按时，日两行，成形，小便黄。舌红，苔黄厚腻，脉沉滞。

问题

（1）本案应如何辨证分析及用药？

（2）本案辨证施治体现了何种中医学思想？

[治疗过程]

初诊处方：茯苓 30g，白术 10g，木瓜 30g，威灵仙 10g，酒白芍 10g，生薏苡仁 30g，赤小豆 30g，连翘 10g，生甘草 6g，生姜 3 片为引。10 剂，水煎服，日1剂。

二诊：服上方 10 剂，腰部困痛明显减轻，守上方继续服用 10 剂，以巩固疗效。

问题

（3）本案处方中为何加白术？

【问题解析】

病例1

（1）腰痛是指腰部感受外邪，或因劳伤，或由肾虚而引起气血运行失调，脉络绌急，腰府失养所致的，以腰部一侧或两侧疼痛为主要症状的一类病证。①辨外感、内伤。有久居冷湿，劳汗当风，冒受湿热，或腰部过度劳累，跌仆伤损病史，起病急骤，或腰痛不能转侧，表现为气滞血瘀征象者，为外感腰痛；年老体虚，或具烦劳过度，七情内伤，气血亏虚病史，起病缓慢，腰痛绵绵，时作时止，表现为肾虚证候者，属内伤腰痛。②辨标本虚实。肾精不足，气血亏虚为本；邪气内阻，经络壅滞为标。《景岳全书·腰痛》说："既无表邪，又无湿热，或以年衰，或以劳苦，或以酒色斫丧，或以七情忧郁，则悉属真阴虚证。"腰痛分虚实论治，虚者以补肾壮腰为主，兼调养气血；实者祛邪活络为要，针对病因，施以活血化瘀、散寒除湿、清泻湿热等法。虚实兼夹者，分清主次，标本兼顾治疗。

（2）本病初看因腰酸疼，腿酸软，宜从肾虚论治，然患者有明显受凉史，因而从肾着论治。《金匮要略》云："肾著之病，其人身体重，腰中冷，如坐水中，形如水状，反不渴，小便自利，饮食如故，病属下焦，身劳汗出，衣里冷湿，久久得之，腰以下冷痛，腹重如带五千钱，甘姜苓术汤主之。"本案患者受凉之后，出现腰痛、腰困沉，加之月经量少、色黑，知其为寒湿困阻，脉络阻滞，治当散寒利湿，通络止痛。

（3）以肾着汤加减治之，方中白术、茯苓、生姜健脾利湿；酒白芍养血敛阴，柔肝止痛；制川乌祛风湿，温经止痛；木瓜、威灵仙祛湿通络。全方共奏祛湿止痛，祛风通络之功。

病例2

（1）心脏属于五行之火，恶心、呕吐等症状病位在脾胃，属于五行之土，心气、心血、心阴、心阳损伤，均可导致火不生土而现脾胃功能失常症状。

（2）热之本在于湿郁，徒清热则湿不退，且清热药多苦寒，易伤阳气，反致湿益胜。加宣肺之药，轻开肺气，在于肺主一身之气，气化则湿亦化，有助于祛湿，湿去热自孤，湿热得解。

病例3

（1）患者腰部不时胀、困、痛，苔黄厚腻为湿热痹阻经络。而《金匮要略》肾着病为寒湿痹阻经络，故以肾着汤去温热之干姜，留祛湿之茯苓、白术，李东垣说："白术利腰脐间血。"加生薏苡仁、赤小豆、连翘以涤湿热。木瓜、威灵仙、白芍，通其经络，使湿热去，经络通，疾病愈。

（2）本案体现了"师其法而不泥其方，师其方而不泥其药"的中医学思想。肾着汤虽为经典名方，但临证时不可死守成方，应根据临床实际加减化裁，才能达到最好的疗效。

（3）白术治腰痛，医家多有忽视，其具有益气健脾、燥湿化痰之功，脾健则湿除痰化，肌肉得养。《神农本草经》："术，味苦温，主风寒湿痹。"李东垣说："白术利腰脐间血。"临证时应予重视。

【学习小结】

腰痛一病，外感、内伤均可引发，病机为风寒湿热、气滞血瘀壅滞于经络，或肾精亏损、筋脉失养。因腰为肾府，但以肾虚为本，风寒湿热、气滞血瘀为标，虚者补肾壮腰为治，实者祛邪活络为法，临证分清标本缓急，分别选用散寒、除湿、清热、理气、化瘀、益精、补肾等法，若虚实夹杂，又当攻中兼补，或补中兼攻，权衡施治。配合膏贴、针灸、按摩、理疗等法可收到较好的效果。注意劳逸结合，保护肾精，注重劳动卫生，避免外伤、感受外邪等，有助于预防腰痛的发生。

【课后拓展】

1. 查阅《中医内科学》，了解关于腰痛的病因病机。

2. 了解西医学对本病的认识及研究进展。

3. 参考阅读

（1）孙玉信. 国医大师张磊医学文库. 济南：山东科学技术出版社，2021.

（2）张磊. 张磊临证心得集. 北京：人民军医出版社，2008.

第三节　郁胀病

郁胀病，是指由于经络气滞，水湿失运，经络湮瘀，而出现全身郁胀，似肿非肿的证候。此病一般病程较长，时轻时重，检查时常无异常指征，尿量正常，有的小便次数少，服西药利尿药可减轻，但停药即复如故。

【辨治思路】

张磊教授宗《素问·至真要大论》所载"疏其血气，令其条达，而致和平"之理，专为该病立疏利之法，疏即疏导，有分陈治理之义；利为通利，有运行排遣之义，并据临床病情的不同，而分设疏利之方。若脾虚失运，水湿失于输化，阻滞气机，而致全身郁胀者，则治宜半补半疏，攻补兼施，方以疏补相兼方加减治之，以苍术、白术、茯苓、猪苓健脾除湿，青皮、陈皮、枳壳、枳实疏利气机，泽泻、木瓜、薏苡仁、赤小豆、滑石、生甘草疏利水道，祛其经络之瘀滞，使气化而湿化，浊邪得除而郁胀自消。若经络气滞，运行不畅而致全身郁胀者，治宜行气通络，方以张磊教授自拟藤络饮化裁治之，使气行络通，腠理畅达，而郁胀自消。若痰热瘀阻，经络湮瘀，水液失布，而致郁胀者，致宜化痰通络，方以温胆汤加丝瓜络、忍冬藤等善清热通络药治之，使痰湿去，经络通，而郁胀除。若肝郁脾虚，气机阻滞，水湿失运，而致郁胀者，治宜疏肝健脾，利湿通络，方以逍遥散加木瓜、薏苡仁、香附等渗湿通络药治之，使肝气畅，脾气运，水湿行，则郁胀可消。若为水湿停滞，泛溢肌肤、夹痰夹瘀，经络不通，而致郁胀者，治宜活血通络，方以张磊教授自拟化瘀通络方，由酒桑枝、丝瓜络、姜黄、木瓜、薏苡仁、通草、制天南星、橘络、鸡血藤、当归等药组成。《素问·至真要大论》指出"逸者行之"，疏利法成，血和则气行，而郁胀除。

【典型医案】

病例 1　郭某，女，49 岁。2013 年 3 月 8 日初诊。

［主诉］全身郁胀，眠差两年。

［病史］2011 年检查发现子宫腺肌病。

［现症］失眠，每晚只能睡 3 个小时，眠浅，易醒，醒后难以入睡，烦躁，失眠后或劳累后全身胀，手脚冰凉，面部色红，发热，眼干，视物模糊。月经周期前后不定，量少，有血块，乳房不胀，月经期左下腹胀痛，伴左下

肢胀，大便头干，日1行，量少，排不净感，小便可。舌红，苔薄黄，脉细。

问题

（1）本案当辨为何病？辨证要点是什么？

[治疗过程]

初诊处方：茯苓10g，猪苓10g，陈皮10g，青皮10g，炒枳壳10g，炒枳实10g，生薏苡仁30g，木瓜30g，决明子15g，姜黄6g，通草6g。3剂，水煎服，日1剂。

二诊：服上方3剂后，身胀明显减轻，但眠差未改善。现症：入睡难，易醒，醒后难以入睡，不烦躁，月经不规律，量少，色暗无块，眼干，视物昏花，口渴，能饮水，大便难，质干，日1行。舌红，苔薄黄，脉细。

处方：上方加大黄10g（后下），小麦30g，夜交藤30g，砂仁3g（后下）。20剂，水煎服，日1剂。

三诊：服上方20剂，身胀大减，但仍不能入睡，背烘热，脸热，烦躁，月经量少，腹不痛，眼干、花，大便不干，日1行。舌淡红，苔薄黄，脉细。

处方：炒枣仁30g，茯苓10g，茯神10g，竹叶10g，灯心草3g，小麦30g，炒火麻仁30g，大黄3g（后下），炒莱菔子10g，生甘草3g。10剂，水煎服，日1剂。

四诊：服上方40余剂，身胀明显减轻，眠差好转，饭后胃脘胀满，口苦，晨起觉手、脸郁胀，腰痛乏力，口干喜饮。舌质淡红，边有齿痕，苔薄白，脉细。

处方：柴胡10g，生白芍15g，当归10g，炒白术10g，茯苓30g，薄荷3g（后下），制香附10g，生薏苡仁30g，通草6g，生甘草3g，牡丹皮10g，栀子10g。10剂，水煎服，日1剂。巩固治疗。

问题

（2）首方属于八法中的何法？配伍意义是什么？

（3）四诊用方为何重用茯苓？

病例2　康某，女，45岁。2013年9月23日初诊。

［主诉］双下肢肿痛3年余。

［病史］甲状腺结节，现已经切除。白细胞偏低。

［现症］双下肢困痛，不肿、不胀，时有周身困胀、痛、乏力、不怕冷，头痛胀，眠差，醒后难以入睡，大便有排不尽感，日3～4行，纳可，胸闷，口不干不苦，经前腿困加重，月经时好时差，周期不正常，有血块，痛经，经末乳房胀痛。舌红，苔黄厚腻，脉沉滞。

问题

（1）《金匮要略》中对于"身肿"有何论述？

［治疗过程］

初诊处方：柴胡10g，生白芍10g，当归10g，炒白术10g，茯苓30g，制香附10g，木瓜30g，通草6g，薄荷3g，淮小麦30g，生甘草6g，夜交藤30g。15剂，水煎服，日1剂。

二诊：10月21日。服上方15剂，效佳。头痛、腿痛消失，本次月经乳房未胀，现大便黏腻不爽，有排不尽感，眠差，梦多，易醒，醒后胸闷不适，周身乏力，活动后减轻，纳可，小便频，月经持续8～9天，淋漓不尽。舌暗红，苔薄黄腻，脉偏弦。

处方：党参10g，炒白术10g，茯苓10g，生山药30g，女贞子15g，墨旱莲30g，桑叶10g，竹茹10g，丝瓜络炭10g，生黄芪30g，小麦30g，炙甘草6g。15剂，水煎服，日1剂。

问题

（2）本案为何以逍遥散加减？治疗的着眼点在哪里？

（3）本案采用的疏利法中的哪一种？临床如何运用？

病例 3 徐某，女，38 岁。2014 年 12 月 3 日初诊。

［主诉］经前、经期全身郁胀 1 年余。

［病史］患者述出现上症近 1 年，曾针灸治疗，并口服六味地黄丸，效不显。

［现症］虚汗多，烦躁，眠差，眠浅，经前及经期前两天浑身肿胀，眼胀、手脚郁胀明显，经后肿胀消失，纳可，口干苦，大便日 1 行，质偏稀，小便色黄。舌暗淡，苔薄白，脉沉滞。

问题

（1）本案中主诉的郁胀和水肿如何鉴别？

［治疗过程］

初诊处方：柴胡 10g，生白芍 10g，当归 10g，炒白术 10g，茯苓 30g，薄荷 3g，制香附 10g，木瓜 30g，生薏苡仁 30g，牡丹皮 10g，栀子 10g，生甘草 3g。10 剂，水煎服，日 1 剂。

二诊：12 月 14 日。服上方 10 剂后，自觉烦躁减轻，睡眠改善，郁胀感稍减，但仍出虚汗，近几日月经欲至，乳房胀，针扎样疼痛。舌质红，苔腻，脉沉滞。上方去木瓜、薏苡仁，加青皮 10g，浙贝母 10g，泽泻 10g。25 剂，水煎服，日 1 剂。

问题

（2）本案的病机是什么？如何遣方用药？

（3）本案属于疏利法的哪种？

【问题解析】

病例 1

（1）本案为郁胀病、不寐两个疾病，辨证之时，须注重全身郁胀（既可是主观感觉，亦可是客观体征）是必见之症，且病人体质偏胖，已到更年期。除此之外，便是一派气化失常的表现，既可表现在睡眠障碍、纳差、二便不利等方面，亦可表现在一系列生化指标的异常。病机为肝脾不调，脾虚失运，水湿失于输化，阻滞气机。

（2）首方属于疏利法中的疏补相兼法。所选方为疏补兼施方，方用淡渗之二苓以去湿滞；青、陈皮既能行气又能祛湿；枳实、枳壳专行已滞之气；木瓜、薏苡仁、丝瓜络、通草以祛湿通经络；气行则血行，气滞则血涩，故以姜黄行血中之气，决明子以通便。共奏疏补相兼、疏肝健脾、利湿通络之功。

（3）四诊时采用疏肝健脾，利湿通络方，丹栀逍遥散重用茯苓，既能益脾又能渗湿，使水湿之气即刻消去。水湿得行，郁肿自消。《素问·至真要大论》："逸者行之"。如此则疏利法成，气行则血亦和矣。

病例 2

（1）《金匮要略·水气病脉证并治第十四》曰："寸口脉沉而迟，沉则为水，迟则为寒，寒水相搏。趺阳脉伏，水谷不化，脾气衰则鹜溏，胃气衰则身肿。少阳脉卑，少阴脉细，男子则小便不利，妇人则经水不通，经为血，血不利则为水，名曰血分。"

（2）此案系肝气郁滞，经水不利所致郁胀。患者平素经水不调，经前乳房胀痛，为肝气郁滞之象。女子以肝为先天，肝藏血，主疏泄，肝失疏泄，则气滞血瘀，三焦气化失常，水湿内停，发为水肿。故以逍遥散加减，疏肝解郁，养血健脾。着眼点在于疏达肝气，肝气得畅，脾气得运，水湿得行，而郁胀自消。

（3）本案采用的是疏肝健脾利湿通络法，所选方为疏肝健脾利湿通络方，该方适用于肝郁脾虚，气机阻滞，水湿失运的郁胀证。多见于女性患者，颜面下肢浮肿，经前乳房胀，急躁易怒等。

病例 3

（1）郁胀程度和水肿有很大区别，水肿是皮肤绷紧明亮，指按凹陷不易起，郁胀皮肤看似肿胀，自觉肿胀如充气，皮色如常，指按凹陷易起且常在经前及经期发生。

（2）本案患者烦躁、经前肿胀、口干苦、大便偏稀、脉沉滞，属于典型的肝郁脾虚，气机阻滞，水湿失运的郁胀证，处方用丹栀逍遥散重用茯苓，加木瓜、生薏苡仁、制香附，使肝气得畅，脾气得运，水湿得行，郁胀自消。治疗重点是疏达肝气。

（3）本案治法属于疏利法的疏肝健脾利湿通络法，所选为疏肝健脾利湿通络方，用于肝郁脾虚，气机阻滞，水湿失运的郁胀证。多见于女性患者，颜面下肢浮肿，经前乳房胀，急躁易怒等。此方为丹栀逍遥散重用茯苓，复加木瓜、薏苡仁、香附而成，使肝气得畅，脾气得运，水湿得行，而郁胀自消。处方的着眼点是疏达肝气。

【学习小结】

《黄帝内经》云："百病源于经络。"若经络气滞，运行不畅而致全身郁胀者，张磊教授多以木瓜、威灵仙、香附、忍冬藤、丝瓜络、通草等药以行气通络。若营卫失和，气化失调，郁胀偏于上，而见头面郁胀者，以桂枝、白芍调和营卫；羌活、独活、防风祛风胜湿，畅达腠理；连翘活血通络且质轻走上。若脾虚失运，水湿停滞而见肢体浮肿者，以茯苓、苍术健脾渗湿；陈皮、枳壳行气祛湿；木瓜、薏苡仁疏利水道。诸药共成疏补兼施之法。

【课后拓展】

1. 查阅《张磊临证心得集》关于"临证八法"中关于疏利法的相关论述。

2. 了解西医学对本病的认识及研究进展。

3. 参考阅读

（1）孙玉信. 国医大师张磊医学文库. 济南：山东科学技术出版社，2021.

（2）张磊. 张磊临证心得集. 北京：人民军医出版社，2008.

第四节　遗精

遗精，是指由劳神过度、所欲不遂、恣情纵欲、饮食不节等所致，肾虚不固或邪扰精室，而致肾失封藏，精关不固，临床以不因性活动而精液自行泄出为主症的一种肾系病证。有梦而遗者，名为"梦遗"；无梦而遗精，甚至清醒时精液自出者，名为"滑精"。

本病首见于《黄帝内经》，称为"精时自下"。如《灵枢·本神》曰："恐惧而不解则伤精，精伤骨酸痿厥，精时自下。"认为情志变化与遗精密切相关。张仲景则称遗精为"失精"，如《金匮要略·血痹虚劳病脉证并治第六》"夫失精家，少腹弦急，阴头寒，目眩，发落"，并提出了阴阳失调可致遗精，又立桂枝加龙骨牡蛎汤治疗。巢元方《诸病源候论·虚劳溢精·见闻精出候》"肾气虚弱，故精溢也"，认为遗精发病与肾虚有关。

【辨治思路】

遗精症状表现错综复杂，有因心肝火旺，有因湿热下注，有因劳心过度，有因肾气不固所致者，张磊教授强调临证辨治时忌胶柱鼓瑟，以方套病，不知变通。《黄帝内经》云："主明则下安，主不明则十二官危。"若见心火偏盛，君主不明之象，则以导赤散为主，以清心火。若见君相火旺，阴阳失调者，则用桂枝加龙牡汤加减，以燮理阴阳，交通心肾，固涩精液。久遗之病，若肾虚下元不固者，可用水陆二仙丹、缩泉丸、菟丝子丸、金锁固精丸、收涩止带汤之类加减，以补肾固精。若肾阴亏虚，心火亢盛，心肾不交者，方用封髓丹治之，《医宗金鉴》称赞封髓丹为"固精之要药"。清代医家郑钦安在《医理真传·阳虚症门问答》中论及此方时说道："此一方不可轻视，余常亲身阅历，能治一切虚火上冲，牙疼、咳嗽、喘促、面肿、喉痹、耳肿、面赤、鼻塞、遗尿、滑精诸症，屡获奇效……始知其制方之意重在调和水火也。"若见肾阳不足，命门火衰者，方以右归丸加减，以温补肾阳。

【典型医案】

病例1 段某，男，20岁。2013年1月23日初诊。

［主诉］遗精3余年。

［现症］遗精，时频繁，时止，有时4～5天1次，有时半月1次，若白天劳累或运动，则夜间遗精次数多，遗精后则纳食差，身乏倦怠，两腰部空空不适，眠差，多梦易醒，入睡慢，夜尿2～3次，发黄有泡沫，大便成形，1天半1行，口干但不欲饮。舌质淡暗，齿痕胖大，苔黄厚，脉较数。既往有手淫不良习惯。法宜清心，凉肝，固肾。

问题

（1）《中医内科学》对遗精是如何辨证的？

［治疗过程］

初诊处方：生地黄15g，竹叶10g，通草6g，牡丹皮10g，生白芍20g，灯心草3g，芡实30g，金樱子10g，五味子10g，麦冬20g，泽泻10g，盐黄柏6g，砂仁3g（后下），生甘草6g。10剂，水煎服，日1剂。

二诊：服上方效可，遗精减轻，眠差，多梦易醒，舌质淡红，苔黄厚，脉细数。守上方加生龙骨、生牡蛎各30g（先煎）。10剂，水煎服，日1剂。

问题

（2）此案的病因病机该如何把握？

（3）本案选方的用药配伍特色？

病例2 张某，男，45岁。2017年2月4日初诊。

［主诉］遗精3年。

［病史］近5年遇风遇冷易头痛鼻塞。

［现症］身困乏力，头晕，体质下降，易出汗，怕冷怕热，纳可，饭后胃脘痞塞，大便日 2～3 行，不成形，肠鸣声大，小便正常，口干渴，饮水多，眠差易醒，心烦急躁，遗精每月 5～6 次。舌淡，苔黄稍腻，脉弦滑。

问题

（1）本案首诊如何辨证？

［治疗过程］

初诊处方：清半夏 10g，陈皮 10g，茯苓 15g，炒枳实 10g，竹茹 30g，黄连 6g，胆南星 6g，生龙牡各 30g（先煎），酒琥珀粉 2g（冲服），生甘草 6g。10 剂，水煎服，日 1 剂，分早晚两次温服。

二诊：4 月 19 日。服上方 30 剂，遗精改善明显，偶有发作，近 1 个多月未出现感冒症状，情绪好转。现症：久站双下肢发软，足跟痛，腰痛，纳可，易不消化，眠浅易醒，易出汗，大便日 1 行，稍不成形，含不消化食物，小便黄，口黏，饮不解渴，急躁，晨起鼻咽部痰多，鼻塞，流鼻涕。舌质暗红，苔根部腻黄，脉沉滞。

处方：生地黄 10g，竹叶 10g，通草 3g，车前草 30g，小麦 30g，生麦芽 20g，牡丹皮 10g，生甘草 3g。15 剂，水煎服，日 1 剂，分早晚两次温服。

三诊：6 月 12 日。服上方 35 剂，效平。晨起头昏沉，不解乏，口干，饮热饮不解渴，鼻咽部有痰涎，畏风畏凉，进食时易脐上汗出，稍活动即大汗出，心悸，足跟痛，双膝乏力，纳眠可，大便不成形，日 1～2 行，常遗精，2～3 天 1 次。舌尖红，苔根黄腻，舌下络脉瘀粗，脉沉滞。

处方：桂枝 10g，生白芍 10g，生龙牡各 30g（先煎），黄柏 6g，砂仁 3g（后下），竹叶 10g，灯心草 3g，炙甘草 6g。15 剂，水煎服，日 1 剂，分早晚两次温服。

> 问题
>
> （2）二诊用药为何效平？三诊为何改用桂枝加龙骨牡蛎汤？

【问题解析】

病例1

（1）遗精是指不因性生活而精液遗泄的病证，其中因梦而遗精的称为"梦遗"；无梦而遗精，甚至清醒时精液流出的谓"滑精"。《灵枢·本神》指出："心怵惕思虑则伤神，神伤则恐惧，流淫而不止。恐惧而不解则伤精，精伤骨酸痿厥，精时自下。"说明遗精与情志内伤有密切关系。

（2）此案是较为典型的治疗遗精用药思路的病案之一。遗精者，有因心肝火旺，有因湿热下注，有因劳心过度，有因肾气不固。然而临床中之具体患者，其症状表现往往错综复杂，故临床治疗时切不能胶柱鼓瑟，以方套病。就本案而言，患者有遗精次数频繁、脉数之症，《黄帝内经》云："主明则下安，主不明则十二官危。"此久遗且脉数之症，正是心火偏盛，君主不明之象。

（3）本方以导赤散，清心火；长期手淫是肝疏太过，以白芍敛之，丹皮泄之；同时久遗之病，肾虚不固，方中用二至丸、封髓丹收涩之。此病选方要准确，用药要精当，要重视生克乘侮脏腑关系。

病例2

（1）患者长期酒食不节，痰热内生，痰热为患，痰湿阻络，清阳不升，则头晕乏力；痰热内阻，胃气失和则胃脘痞塞；湿热伤及肠胃而发肠鸣、泄泻；痰热上扰心神，则虚烦不眠；热扰精宫则遗精；口干、多饮、苔黄腻均为湿热为患之象。

（2）二诊症见汗出、口渴、急躁，考虑为心络有热，故张磊教授用导赤散加车前草、牡丹皮，清心凉血。但患者患病日久，症状也变化多端，治疗时医师不应被众多症状所迷惑，应从病机上总体把握，张磊教授认为其病机为阴阳营卫失调，方选桂枝加龙骨牡蛎汤调和阴阳营卫，则汗出、心悸、遗精自除。封髓丹（黄柏、砂仁、甘草）是阴阳调和，水火相济的名方，也是治疗遗精的效方，方中黄柏之苦和甘草之甘，苦甘化阴；砂仁之辛合甘草之甘，则辛甘化阳，阴阳相合，心肾相交，则能降心火，益肾水；佐以竹叶、灯心草清心降火，止汗止遗。全方达到阴阳调和，水火相济的目的。

【学习小结】

遗精是不因性生活而精液遗泄的病证。多因劳心太过、欲念不遂、饮食不节、恣情纵欲等引起。基本病机为肾失封藏，精关不固。病变脏腑责之于心、肾、肝、脾。临床辨证应分虚实。常用治法是"上则清心安神；中则调其脾胃，升举阳气；下则益肾固精"。始病时以君相火旺、心肾不交为多，病机虚实参见，以清心泻相火和清下焦湿热为主；遗精日久，精滑不固者，须治以补肾固涩；劳伤心脾者，则以补益心脾，益气固摄为法。总之，谨守病机，不可一见遗精即予补涩。

【课后拓展】

1. 查阅《黄帝内经》关于的肾精的作用。

2. 了解西医学对本病的认识及研究进展。

3. 参考阅读：张磊. 张磊临证心得集. 北京：人民军医出版社，2008.

第五节　鼻渊

鼻渊，是指以鼻流浊涕，量多不止为主要症状表现的疾病，临床上常伴有鼻塞、头痛、嗅觉减退、鼻痛等症状，迁延日久则易出现头晕症状。据其病位、病机及症状等特点，又有"脑漏""脑砂""脑崩""脑渊"之称。鼻渊之名首见于《黄帝内经》，《素问·气厥论》曰："胆移热于脑，则辛颏鼻渊。鼻渊者，浊涕不下止也，传为衄衊瞑目。"指出了鼻渊的主要特征性表现，并将鼻渊责之于胆热。后世医家在《黄帝内经》的理论基础上又有不同程度的发挥。如《辨证录·鼻渊门》"人有鼻塞不通，浊涕稠黏，已经数年，皆以为鼻渊而火结于脑也，谁知是肺经郁火不宣"，指出了肺热对于鼻渊发病的重要影响；《景岳全书·杂病谟·鼻证》"鼻渊证……此证多因酒醴肥甘，或久用热物，或火由寒郁，以致湿热上熏，津汁溶溢而下"，认为饮食不节，湿热上蒸是本病之机。

【辨治思路】

鼻渊的发生，有虚实之分。实证多因起居不慎，风热或风寒外袭，郁而化热，循经上犯鼻窍；或由情志不遂，气郁化火，胆火随经上蒸鼻窍；或由饮食失节，脾胃湿热，循胃经上扰等所致。虚证多因久病失养或劳累过度，伤肺损脾，鼻窍失养，邪气羁留，滞留鼻窍所致。《素问·风论》"风者，百病之长也"，风为阳邪，易袭阳位；火性炎上，易犯头面，张磊教授认为，头面之疾多实少虚，多热少寒，故鼻渊之病多由风热、肝胆郁火上犯鼻窍所致，并根据"邪在上者，轻而宣之"及"治上焦如羽，非轻不举""火郁发之"的原则，立轻清之法，创谷青汤，用轻灵之剂疏风散热，清肝泄胆，疏利鼻窍，效如桴鼓。此外，对于反复发作、迁延日久的慢性鼻渊，症见鼻塞、流清涕、喷嚏，兼见头晕者，提出清补兼施的原则，在谷青汤的基础上，加党参、黄芪、白术、当归、防风等药益气固表，并以少量升麻、柴胡加强上行药力，取补中益气汤之义。

【典型医案】

病例 房某，男，41岁。2013年9月25日初诊。

[主诉]鼻塞，鼻痒，流清涕4年余，加重1年。

[病史]2009年发现过敏性鼻炎，反复发作，今年发作加重。开始服用抗过敏药有效，后渐效果不佳。在新乡居住时发作严重，在北京、信阳等地居住时发作减轻。

[现症]鼻塞，鼻痒，眼痒，打喷嚏，流清涕，纳可，二便调。舌暗淡，

苔薄腻，脉细。

问题

（1）请简述张磊教授轻清法之立法宗旨？

[治疗过程]

初诊处方：谷精草 30g，青葙子 15g，决明子 6g，蝉蜕 6g，薄荷 10 g（后下），菊花 10g（后下），酒黄芩 10g，蔓荆子 10g，炒苍耳子 10g，辛夷 3g，生黄芪 30g，防风 10g，生甘草 6g。10 剂，水煎服，日 1 剂。

二诊：10 月 18 日。自述服上方 1 剂即有明显效果，服 15 剂症状明显减轻。现鼻痒，鼻塞好转，遇冷时打喷嚏，流清涕较以前好转，头顶时有头痛，用脑过度后疼痛加重，纳可，眠差，易醒，入睡困难，二便调。舌暗淡，苔水滑，脉沉滞。

处方：上方黄芪改用 15g，防风改为 6g，加炒白术 6g，川芎 10g，炒枣仁 30g，知母 6g，茯苓 10g。10 剂，水煎服，日 1 剂。

问题

（2）谷青汤药物配伍有何特色？

（3）首诊方中加黄芪、防风的用意是什么？

【问题解析】

病例

（1）轻清法就是应用轻清上浮的而又凉散的药物来清疏上焦头部风热，用于治疗风热上犯头部所致的各种疾患的一种治疗方法。《素问·宣明五气篇》曰："阳受风气……阳气从手上行至头……伤于风者，上先受之。"头为诸阳之会，清阳之府，风为阳邪，其性轻扬，两阳相从，故风邪易侵犯人之高颠；热亦为阳邪，其性炎上，亦易伤于人之高颠。所以，人之头部疾患，热证多而寒证少，实证多而虚证少；高颠之上，唯风药可达，风热上壅，宜寒凉清散，故此采用轻清上浮而又凉散的药物来清疏上焦头部风热，以从其阳，以祛除其病邪，这就是轻清法形成的理论基础。

（2）谷青汤中谷精草辛甘而平，质轻而疏散上焦头面风热，善于治疗风热头痛目赤，肿痛羞明，眼生翳膜；青葙子苦微寒，清肝明目退翳，用于治疗目赤肿痛等，两药相伍共同清散上焦头面风热，是为君药谷青汤方名也是取自两主药之名，以突出主药。决明子一药，《本经逢原》曰："青葙子，治风热目疾与决明子功同……能散厥阴经中血脉之风热。"两药协同有清肝热之功，且决明子润肠通便，泄热下行，有上下分消之势；黄芩清中、上二焦邪热，酒制更能载药上行，清中有散；薄荷、菊花、蝉蜕、蔓荆子皆辛凉质轻走上，善于清利头目；生甘草解毒，调和诸药以为使。综观该方，以风药为主，药性多寒凉而清热，味多辛甘而疏散，只清不散则取效不捷，只散不清则取效不彻，清散相合，则使风热无所稽留而速去，药质多轻清而走上，专攻头面而直取病所，全方组方严谨，特点突出，具体生动地体现了轻清法的学术思想。

（3）加黄芪、防风取玉屏风之义，《兰台轨范》对玉屏风所讲甚妙，曰："治风邪久留而不尽者，自汗不止亦宜。"可谓意境高远，大大扩其临床使用范围。

【学习小结】

肺开窍于鼻，鼻渊病位在鼻，但与肺关系密切，多由风热、肝胆郁火上犯鼻窍所致。鼻渊多实少虚，多热少寒，治疗上要认真把握这一病机特点。

【课后拓展】

1.认真阅读《黄帝内经》，了解鼻渊的病因病机。

2.了解西医学对本病的认识及研究进展。

3.参考阅读

（1）孙玉信.国医大师张磊医学文库.济南：山东科学技术出版社，2021.

（2）张磊.张磊临证心得集.北京：人民军医出版社，2008.

第六节　血汗症

血汗症，临床表现以汗中混有血液、呈红色，由未见损伤的皮肤表面排出为特点，常因染红衣物而被发现，为罕见的汗腺功能性疾病。其发病机制不明，有学者推测可能与自主神经功能紊乱，汗腺的血管容易破裂或血管通透性增高所致。

血汗症属中医学"血汗""汗血""肌衄"等范畴，即汗出色淡红如血染衣。"汗血"首见《诸病源候论·血证诸候·汗血候》。宋代陈无择在《三因极一病证方论·汗血证治》中明确提出："病者汗出正赤污衣，名曰汗血。"清代沈金鳌在《杂病源流犀烛·诸汗源流》中指出："血汗者，汗出污衣，甚如苏木水渐染，即《黄帝内经》之衄症。"《惠直堂经验方》卷四："血汗，出汗红色也，血自毛孔出。即肌衄，又称脉溢。"

【辨治思路】

张磊教授参考古代文献资料，结合自己的临床经验，认为血汗症应从心、肺论治。他认为血与汗生理上密切相关，汗为津液所化生，津液为生成血的物质。血与汗同源而异流，故有"血汗同源"之说。汗者，阳分之水；血者，阴分之液。阳乘阴而发泄者，发为皮肤血汗矣。因心主血脉，汗为心之液，血亦为心之液；肺主皮毛，司腠理开合。心火亢盛，灼伤肺金，开阖失司，心液外泄，发为血汗。故汗血由火热炽盛，迫血外溢所致，与心、肺关系密切。所以，血汗的治疗，以治心为主，兼治肺。治以清心泻肺，凉血止血为法，"火清则阳不乘阴，肺调则皮毛不泄"。

【典型医案】

病例　闫某，男，80 岁。2007 年 11 月 8 日初诊。

［主诉］血汗1个月。

［病史］半年前不明原因出现汗液呈粉红色，洗手洗脚，水也呈粉红色，白色内衣可染成粉红色。若几日不洗脚，血色凝于皮肤。

［现症］口干不苦，大便干。舌质暗红，苔白腻，脉弦。

问题

（1）本案的病机是什么？

［治疗过程］

初诊处方：生地黄炭30g，淡竹叶10g，通草3g，车前草30g，栀子10g，桑白皮10g，地骨皮10g，黄芩10g，牡丹皮10g，白茅根30g，赤芍10g。6剂，水煎服，日1剂。

二诊：11月22日。血汗基本消失，白衣领未见红色，舌暗红，苔薄少微黄，脉沉有力。守上方继服10剂。

问题

（2）简述本案方药的配伍意义。

【问题解析】

病例

（1）患者以汗液呈粉红色，洗手洗脚水也呈粉红色为主要见症，同时伴有口干、大便干等症，结合舌脉，乃心肺郁热，迫血外泄所致。

（2）方中生地黄炭、淡竹叶、栀子滋阴止血，清心泻火；黄芩、桑白皮、地骨皮清泻肺中伏热；牡丹皮、赤芍清热凉血；白茅根、通草、车前草导热下行，使邪有出路。全方以清心泻肺，清热凉血为法，使血复其常道，而血汗止矣。

【学习小结】

《血证论》认为血汗症与心、肝、肺、胃有关，"心肺火盛，逼血从毛孔出""肝火亢烈，逼血妄行""胃火亢甚，亦能汗血，以胃主肌肉，热蒸肌肉，故令汗血""血汗着，则由胆经受热，血遂妄行，又与手少阴气并，故成此症。"血汗症以热证、实证多见，治疗当以清热凉血为基本治法。

【课后拓展】

1. 认真阅读《血症论》，了解血汗症的病因病机。

2. 了解西医学对本病的认识及研究进展。

3. 参考阅读

（1）孙玉信.国医大师张磊医学文库.济南：山东科学技术出版社，2021.

（2）张磊.张磊临证心得集.北京：人民军医出版社，2008.

第七节　癌病

癌病，是多种恶性肿瘤的总称，是由于脏腑组织发生异常增生，以肿块逐渐增大、表面高低不平、质地坚硬，时有疼痛，发热，并常伴纳差，乏力，日渐消瘦等为主要临床表现的疾病。历代医著中的"积聚""噎膈""癥""瘕""瘿病""瘰病""瘤"等与癌病有相似之处。

【辨治思路】

张磊教授认为，癌病多由于正气内虚、六淫邪毒、饮食失调、七情内伤，或宿有旧疾、久病体虚、年老体衰等因素，使脏腑功能失调，气血津液运行失常，导致浊邪内生，浊瘀日久，酿成浊毒，蕴结于脏腑组织，日久积聚而成的一类恶性疾病。浊毒内阻是癌病发生的基本病机，因为浊阻的部位不同，其临床表现往往不一，但张磊教授治疗癌病始终以"涤浊"贯穿始终，或佐以解毒，或佐以扶正，等等。涤浊法是张磊教授取自《素问·汤液醪醴论》"去宛陈莝……疏涤五藏"之旨而立。现在人们生活富余，肥膏叠进，酒水肆意，运动不及，导致代谢不足，脾胃运化不足，气血津液运行失常，停聚于内，便在机体内产生"痰、湿、瘀"，这些都是机体内的"浊"。通过化痰散结、活血化瘀、渗湿利水等方法将体内的"浊邪"排出体外，即为涤浊法。这些"浊"在临床上具体可表现为肥胖、"三高"、斑块形成、肝硬化、结石、癥瘕积聚、癌瘤等。

张磊教授临证依据三焦辨证，创立涤浊方，以千金苇茎汤为主方。苇茎汤出自《古今录验方》，见《外台秘要》卷十、《备急千金要方》卷十七载本方，但无方名。宋代林亿等校定《金匮要略方论》时，将此方收入"肺痿肺痈咳嗽上气"，作为附方："治咳有微热，烦满胸中甲错，是为肺痈"，名"《千金》苇茎汤"。历代方书和近代讲义、教材都将苇茎汤收录在"肺痈门"，成为治肺痈专方。张秉成《成方便读》解本方曰："是以肺痈之证，皆由痰血火邪互结肺中，久而成脓所致。桃仁、甜瓜子皆润降之品，一则行其瘀，二则化其浊。苇茎退热而清上，薏苡除湿而下行。方虽平淡，其通瘀化痰之力，实无所遗。所以病在上焦，不欲以重浊之药重伤其下也。"

随症加减：病在上焦者，加桔梗、黄芩、海浮石、炒葶苈子、炒苏子、麻黄、生甘草、大枣等；病在中焦以脾为主者，加制半夏、陈皮、茯苓、泽泻、炒苍术、炒神曲、栀子、生甘草等；病在中焦肝脾不调者，加鳖甲、郁金、醋延胡索、败酱草、生麦芽、炮山甲（代用品）、浙贝母、夏枯草、茵陈蒿、大黄、生甘草等；病在下焦者，易苇茎为白茅根，加连翘、赤小豆、滑石、怀牛膝、干地龙、琥珀、冬葵子、茯苓、生甘草等。

【典型医案】

病例1 宋某，男，83岁。2013年1月2日初诊。

[主诉] 发现肺腺癌1年半。

[病史] 2011年7月体检发现肺腺癌，行手术，后于本院服中药治疗，化疗5个疗程，现已停止化疗。

[现症]乏力,流涎,口淡无味,痰不多,口干,饮水易呛,纳一般,眠差,大便3日1行,解便乏力,初为栗状,后正常。舌质淡红,苔薄白,脉缓细。

问题
(1)中医学如何认识癌症?

[治疗过程]

初诊处方:苇根30g,冬瓜子30g,生薏苡仁30g,清半夏10g,茯苓10g,陈皮10g,白蔻仁6g(后下),藿香3g(后下),桃仁10g,杏仁10g,大黄6g(后下),太子参15g。7剂,水煎服,日1剂。

二诊:服上药28剂,效可。现症:大便2～3日1行,头干如栗后正常,眠差(思虑多),纳食较前好,但食欲仍不大,手脚凉,流涎多,饮水仍易呛。舌质淡,苔少,脉细。

处方:苇根30g,冬瓜子30g,生薏苡仁30g,制附子10g(先煎),当归15g,杏仁10g,大黄10g(后下),炒火麻仁30g,肉苁蓉30g,通草6g,桃仁10g。7剂,水煎服,日1剂。

三诊:服上方7剂,效可。大便头干,2～3天1行,纳差,眠差,近两天咳嗽,无痰,流涎,不喜饮水,四肢凉。舌质红,苔薄红(染),脉沉细。

处方:全瓜蒌30g,薤白10g,苇根30g,冬瓜子30g,生薏苡仁30g,地骨皮15g,大黄10g(后下),桃仁10g,远志15g,益智仁10g,鸡内金10g,党参10g。7剂,水煎服,日1剂。

四诊:服上药12剂,效可。现症:纳差,无食欲,流口水,四肢凉,大便头干,2日1行,眠差,入睡难。舌暗红,裂纹舌,苔不白,舌下络脉瘀粗,脉沉细。

处方:冬瓜子30g,生薏苡仁30g,桔梗10g,桑白皮15g,地骨皮15g,浙贝母10g,当归15g,大黄10g(后下),炒枣仁30g,益智仁10g,鸡内金10g,炒杜仲10g,川续断10g,川牛膝10g。7剂,水煎服,日1剂。

问题

（2）涤浊法在治疗癌症时如何运用？

（3）本案治法有何特色？

病例2 林某，女，61岁。2013年7月12日初诊。

[主诉] 干咳两月余。

[病史] 2008年行左乳癌全切术；2013年5月因右肺癌切除一叶肺，术后血压（170～180）/90mmHg，化疗期间反应不大，大便干。现已停止化疗，欲服中药调理。

[现症] 干咳，遇凉气即觉咽不顺畅，口干渴，夜间饮水多，胸闷不适，右侧乳针扎样痛，纳眠可，大便正常。舌淡，苔白腻，脉细。

问题

（1）请详述本案的辨证思路。

[治疗过程]

初诊处方：北沙参30g，麦冬10g，天冬10g，生山药15g，冬瓜子30g，生薏苡仁30g，全瓜蒌30g，蒲公英15g，知母10g，桑白皮10g，地骨皮10g，桔梗10g，生甘草10g，炒麦芽10g。25剂，水煎服，日1剂。

二诊：8月19日。服上方25剂，效可，咳嗽、胸闷较前明显好转。现觉咽部不适，偶有咳嗽，痰不多，胸部不适，精神较前好，易乏力，多汗，左上肢肿，纳眠可，二便调。血压135/95mmHg。舌质红，苔白略厚腻，脉细。

处方：苇根30g，冬瓜子30g，生薏苡仁30g，通草6g，桑叶15g，竹茹15g，丝瓜络15g，桔梗10g，白花蛇舌草30g，蒲公英15g，浙贝母10g，生甘草6g。25剂，水煎服，日1剂。

三诊：2014年3月17日。服上方半年后停药，觉效可。现活动后易气喘、胸闷，阴天或风大时亦出现胸闷气喘，右侧乳房部位时有针扎样疼痛，亦在阴天时较为明显，夜间口干，饮水多，纳眠可，二便调。舌质红，苔白略腻，脉细。

处方：苇根 30g，冬瓜子 30g，生薏苡仁 30g，桑叶 10g，竹茹 10g，丝瓜络 10g，全瓜蒌 15g，北沙参 15g，天冬 10g，浙贝母 6g，白花蛇舌草 15g，生甘草 6g，夏枯草 30g。25 剂，水煎服，日 1 剂。

问题

（2）三诊出现活动后气喘、胸闷，为何不考虑气虚而投补益之剂？

（3）慢性疾病的诊疗思路是什么？

病例 3　杜某，男，72 岁。2014 年 11 月初诊。

［主诉］胆囊癌切除术后半年。

［病史］既往有胆囊炎 20 余年，患者因胆囊结石切除胆囊，后因胆管不通，行支架术，后检查诊断为"胆囊癌"，术后已化疗 4 次，胆管不通，支架不能放，用引流袋引流胆汁。

［现症］胁部不痛，周身色黄，乏力，精神差，纳差，不能食，无食欲，纳后不消化，口苦口干，不欲饮水，眠可，近 7 天未行大便，小便量少色黄。舌质红，苔白腐，脉沉细而滞。

问题

（1）试分析该案中患者纳差与口干不欲饮同时出现的原因。

［治疗过程］

初诊处方：柴胡 10g，黄芩 10g，炒枳实 12g，生白芍 10g，茵陈蒿 30g，大黄 15g（后下），栀子 10g，冬瓜子 30g，生薏苡仁 30g，滑石 30g（包煎），天花粉 10g，清半夏 10g，芒硝 10g（后下）。10 剂，水煎服，日 1 剂。

复诊：服上方 25 剂，效佳，诸症均有减轻。现症：大便日 1 行，不成形，稍食肥厚油腻，便溏会加重，自觉从手术后身体各项素质均有下降，夏季出汗多，以颈部以上汗出较多，他处较少，眠可，小便可。舌质淡暗，有齿痕，苔薄黄，脉沉数无力。

处方：党参 12g，炒白术 10g，茯苓 10g，生山药 30g，枸杞子 10g，山萸肉 10g，炙甘草 6g，炒神曲 6g，生姜 3 片，大枣 4 枚（切开）为引。10 剂，水煎服，日 1 剂。

问题

（2）初诊时，患者纳差、乏力，为何选用攻下剂而非补益剂？

病例 4 周某，男，36 岁。2012 年 2 月初诊。

[主诉] 室管膜瘤术后 23 天。

[病史] 2012 年 1 月受凉发热后头痛，服感冒药无效，头胀痛，呈阵发性，做磁共振显示室管膜瘤。于 2012 年 2 月 1 日行开颅术，病理示"胼胝体星形细胞瘤"，遵医嘱欲做放疗。

[现症] 阵发性头胀痛，纳可，眠可，大便两日 1 行，质可，小便可。舌质淡，苔白，脉沉弱。

问题

（1）试述涤浊法在该案中是如何运用的？

[治疗过程]

初诊处方：清半夏 10g，制南星 6g，橘核 6g，浙贝母 10g，生黄芪 15g，昆布 30g，蜈蚣 1g，海藻 30g，夏枯草 15g，天花粉 6g，党参 10g。15 剂，水煎服，日 1 剂。

二诊：服上药 15 剂，头痛消失，现无明显不适。现做 1 次化疗已结束，明天做第 2 次化疗，纳、眠可，二便调，脉细。

处方：党参 15g，北沙参 20g，清半夏 10g，麦冬 15g，竹茹 30g，陈皮 10g，砂仁 3g（后下），炙甘草 6g，粳米一撮为引。6 剂，水煎服，日 1 剂。

三诊：第2次化疗结束，化疗期间无任何不适，偶尔晨起吐白痰，咳嗽，纳、眠可，精神好，二便调，体重恢复到术前。舌淡苔薄黄，脉细弱。

处方：清半夏10g，制南星10g，川芎10g，浙贝母10g，陈皮10g，昆布30g，蜈蚣1g，金银花10g，赤芍10g，牡丹皮10g，夏枯草15g，海藻20g，党参10g。15剂，水煎服，日1剂。

四诊：现第6次化疗已做完，现患者病情稳定，精神好，纳、眠可，二便调。舌红，边有齿痕，苔根黄厚腻，舌下络脉明显，脉沉细。

处方：清半夏10g，茯苓10g，炒神曲10g，浙贝母10g，陈皮10g，昆布20g，蜈蚣1g，连翘10g，赤芍10g，牡丹皮10g，夏枯草15g，海藻20g。10剂，水煎服，日1剂。

问题

（2）阐述复诊时运用麦门冬汤合橘皮竹茹汤加减的原因。

病例5 徐某，男，58岁。2012年5月初诊。

［主诉］右胁部不适半年余。

［病史］2011年9月肝癌右叶部手术，术后针药治疗，肝内植入一泵。既往有乙肝小三阳。

［现症］纳眠可，大便易干，小便正常。舌胖，稍红，中有裂纹，苔水滑，脉沉滞。

问题

（1）通过本方探讨辨有症状之证与无症状之证的关系。

［治疗过程］

初诊处方：苇根30g，冬瓜子30g，生薏苡仁30g，猪苓20g，金银花10g，白花蛇舌草30g，重楼10g，浙贝母10g，牡丹皮15g，生麦芽15g，桃仁 10g，生甘草 6g。15 剂，水煎服，日 1 剂。

二诊：服上药 15 剂，已不便秘，大便成形，日 1 行，自觉全身无明显不适，肝区疼痛，纳、眠可，小便可，口腔异味。舌红苔黄，脉沉弦。

处方：苇根 30g，冬瓜子 30g，生薏苡仁 30g，猪苓 20g，金银花 10g，连翘 15g，生地黄 30g，浙贝母 10g，牡丹皮 10g，生麦芽 15g，生甘草 6g。15 剂，水煎服，日 1 剂。

三诊：服上药无不适。现症：纳食可，大便稍干，舌红，苔薄黄，脉沉弦。2012 年 7 月 7 日检查：AFP 19.70μg/L，白细胞计数 3.59，乙肝病毒定量正常，肝内多发异常信号增强呈"快进快出"，考虑肝癌；胆囊结石，肝硬化，腹腔少量积液，脾大。

处方：苇根 30g，冬瓜子 30g，生薏苡仁 30g，猪苓 30g，玄参 30g，浙贝母 10g，生牡蛎（先 30g 煎），菝葜 15g，重楼 10g，生麦芽 15g，生甘草 6g，郁金 10g，桃仁 10g，大黄 4g（后下）。15 剂，水煎服，日 1 剂。

四诊：服上药效可。现大便正常，余无特殊不适，纳、眠可，小便可。舌质淡红，苔薄黄腻，脉弦细。

处方：苇根 30g，冬瓜子 30g，生薏苡仁 30g，猪苓 30g，玄参 15g，浙贝母 10g，生牡蛎 30g（先煎），菝葜 15g，重楼 10g，生麦芽 15g，生甘草 6g，桃仁 10g，大黄 3g（后下），醋延胡索 15g，北沙参 15g，生白芍 10g。20 剂，水煎服，日 1 剂。

五诊：服上药 1 月余，现无明显不适，大便正常。舌质红，苔薄，脉细略数。

处方：柴胡 10g，黄芩 10g，清半夏 10g，炒枳实 10g，生白芍 15g，大黄 3g（后下），冬瓜子 30g，桔梗 10g，生薏苡仁 30g，郁金 15g，醋延胡索 10g，猪苓 30g，金银花 10g，生甘草 6g。25 剂，水煎服，日 1 剂。

六诊：服上药 20 剂，无明显不适，近几日，偶有头部不适，测血压收缩压可达 140～150mmHg，晨起觉咽干，余无明显不适，纳、眠可，二便调。舌体胖大色淡红，苔薄黄，脉沉弦。

处方：生地黄 10g，生白芍 15g，赤芍 10g，牡丹皮 10g，金银花 10g，当归 10g，玄参 15g，冬瓜子 30g，生薏苡仁 30g，猪苓 15g，菊花 10g（后下），夏枯草 15g，郁金 10g，生麦芽 15g，生甘草 6g。25 剂，水煎服，日 1 剂。

问题

（2）试述本案用药思路。

（3）试述方中加用生麦芽而非炒麦芽的用意。

【问题解析】

病例 1

（1）中医对癌病认识的历史悠久，其证候在中医学文献中早有描述。如《黄帝内经》的"肠覃""石瘕""膈中"，《难经》的"积聚"，《诸病源候论》的"癥瘕""石疽""石痈"，及后世所说的"失荣""石疔""肾岩"等。癌毒由外感六淫、内伤七情、饮食劳倦等各种病因长期作用于机体，使经脉阻滞，气血不和，脏腑失调，浊邪积聚，进而所变生的一种强烈致病物质。当其产生并成为新的致病因素时，机体开始出现恶性肿瘤，并且不一定有显著的症状，随着病情的发展，脏腑功能失代偿就进入临床阶段。因此，癌毒内生是恶性肿瘤的始动之因，正气不足是癌病发生的内在依据。

（2）癌病之治，若患者体质不虚，皆可以"涤浊"为立法之基，同时随病位之不同，而随症遣方。在上焦，则要考虑肺为清虚之腑，用药宜轻灵，以恢复肺之宣肃为目的，而兼以他法，如祛肺中伏热，养肺中之阴等，灵活选药；在中焦，则以恢复中焦转运之枢为目的；在下焦，则要因势利导逐邪外出。运用涤浊法时，应配伍淡渗分利之品，以增排邪外出之功。

（3）本案患者为肺腺癌，虽然年高，但正气尚足，故以《千金》苇茎汤加味涤肺中之浊；同时患者有涎多之症，故合二陈以燥湿化痰；白蔻仁、藿香，以醒脾化湿为治，配合通下之药，以治疗大便秘结。先后数诊皆是此法，"涤浊"为治疗癌病之常法，但亦要辨证诊治，知常达变，不可胶柱鼓瑟。

病例 2

（1）肺癌引发咳嗽的治疗思路虽与普通内伤咳嗽相似，但有特殊之处。肺部肿瘤引发的咳嗽，中医辨证当为浊邪阻肺，肺失宣降，治疗当以《素问·汤液醪醴论》"去宛陈莝……疏涤五脏"为治病法旨，同时还要兼顾患者的其他情况。故本案患者以苇茎汤中的生薏苡仁、冬瓜子，清热散结；以消肿化痰的瓜蒌、蒲公英来荡涤肺中浊邪；加北沙参、天冬、麦冬、山药以补益气阴；以知母、桑白皮、地骨皮清泄肺中虚火；以桔梗汤兼顾咽喉不利的症状；以炒麦芽生发肝经气机，兼顾患者乳腺部位的故疾。

（2）《黄帝内经》言："邪之所凑，其气必虚。"癌毒内生，耗人正气，若考虑气虚而用补益之法，症状虽可一时缓解，然癌毒终难彻底祛除，症状仍会反复。且综观整体，并非单纯气虚，乃邪盛为主，正虚为次之证，故本案遣方用药不考虑气虚而投补益之剂。

（3）吴鞠通《温病条辨》言："治内伤如相，坐镇从容，神机默运，无德可言，无功可见，而使人登寿域。"故在慢性病的治疗中要作到有守有方，在治疗大法不变的基础上，随症加减部分药物，需持续巩固服用以图缓慢收功。正所谓王道无近功！

病例 3

（1）本案中患者因胆囊结石切除胆囊，影响肝木疏泄，木不疏土，导致脾胃运化不及，故而见食欲不振、纳差；脾胃运化失司，水湿内郁，则口干而不欲饮水、口干口苦，亦为气机郁滞之象。

（2）患者属胆囊癌化疗后，胆道堵塞，纳差乏力、舌红苔白腐、脉沉细而滞，实乃正虚邪盛之象，且患者已 7 日未解大便，所谓"急则治其标"，故方选大柴胡汤、茵陈蒿汤、大黄芒硝汤加减，通腑泄浊，以达推陈致新之效，服药后患者诸症减轻。而在复诊中，患者邪气减退，病情以正虚为主，兼之患者年事已高，当补益脾肾，顾护中焦为主，故方选四君子汤，更加山药、枸杞子、山萸肉补益肾气，取以先天补后天，兼顾其本之意。

病例 4

（1）患者头胀痛、纳眠可、舌淡苔白、脉沉为痰湿凝滞脑络。正如《金匮要略》所言"脉来细而附骨者，乃积也"，乃积聚成形之象。故首诊以涤浊法为主，涤荡脑部湿浊。以清半夏、制南星、昆布、海藻、浙贝母燥湿化痰散结；夏枯草、天花粉散结消肿止痛；蜈蚣开气血凝聚，并搜经络之风；于诸多攻逐药中，加黄芪、党参二味，寓攻中有补之意。

（2）复诊时，因化疗虚证已现，化疗及攻逐之药损伤胃阴，当养脾胃之阴，兼以祛痰，以麦门冬汤合橘皮竹茹汤加减，培补后天。后期化疗未出现明显不适，顺利化疗6个疗程，精神可，体重增加，继以攻逐，燥湿化痰，行气散结之法调理，病情稳定。

病例5

（1）临证时当辨有症状之证与无症状之证，注意其隐，在临床实践中，根据患者的体质、既往病史，以及对疾病治疗经验的积累，借鉴西医学的各种检查手段，参照现代中医药研究成果等，寻找蛛丝马迹，变"无症可辨"为"有症可辨"；同时强调"无症可辨"的辨证论治，必须突出中医特色，若单纯依靠西医的理化检查来选方用药，非但难以奏效，有时还会导致误治。

（2）本患者就诊时症状虽少，看似"无症可辨"，然舌象、脉象异常，舌胖、苔水滑，提示体内湿邪较甚；舌面有裂纹，提示湿浊为患，津液代谢失常。故用涤浊汤加味，服药两个月后，湿浊渐去，改用大柴胡汤加味，调畅气机，因胁部为少阳所主。治疗有先后次序，病理产物明显时，先去病理产物，后畅气机，可事倍功半。六诊时，以养阴清热，活血利湿善后。

（3）生麦芽具有鼓舞胃气、助消开胃之效，可用于胃呆少食或者食滞并有胃热者，同时还具有疏肝理气的作用；而炒麦芽偏于食滞兼有胃寒者。生麦芽有清胃热、疏肝理气的作用，炒麦芽有暖胃作用，这正是用生麦芽而非炒麦芽的原因所在。

【学习小结】

癌病是一种难治性疾病，又是一种常见病、多发病，任何单一手段的局部治疗，均难以彻底治愈。中医药治疗癌病以扶正祛邪为指导思想，中西医结合治疗可以取长补短，充分发挥各种治疗方法在癌病各阶段中的作用，可起到提高疗效或减毒增效的作用，提高生存质量。同时癌病的预后较差，强调早期发现、早期诊断、早期治疗，加强对个体化治疗方案的合理选择，采用包括中医药在内的综合疗法，对于提高疗效、减少毒副反应、提高生存质量、延长生存期等具有积极意义。

【课后拓展】

1. 认真阅读《黄帝内经》，了解与癌病相关的积聚、癥瘕、瘤等相关病种的病因病机。

2. 了解西医学对本病的认识及研究进展。

3. 参考阅读：张磊．张磊临证心得集．北京：人民军医出版社，2008.